W0388547

Knaur
MensSana

*Über die Autorin:*

Susanne Fehrmann ist Ökotrophologin und seit vielen Jahren als Ernährungsberaterin tätig. Sie hält zahlreiche Vorträge zum Thema »Gesunde Ernährung«. Während ihrer langjährigen Seminar- und Beratungstätigkeit haben sich folgende Schwerpunktthemen herauskristallisiert: die gesunde Ernährung im Alltag, Ernährungserziehung sowie die therapeutischen Möglichkeiten bestimmter Nahrungsmittel und Ernährungsformen.

Susanne Fehrmann

# Die Psyche isst mit

## Wie sich Ernährung und Seele beeinflussen

Knaur
MensSana

## Wichtiger Hinweis

Die im Buch veröffentlichten Ratschläge wurden von Susanne Fehrmann und dem Verlag mit größter Sorgfalt erarbeitet und geprüft. Eine Garantie kann jedoch nicht übernommen werden. Ebenso ist eine Haftung der Verfasserin bzw. des Verlags und seiner Beauftragten für Personen-, Sach- oder Vermögensschäden ausgeschlossen.

Besuchen Sie uns im Internet: www.droemer-knaur.de
Alle Titel aus dem Bereich MensSana finden Sie im Internet unter
www.knaur-mens-sana.de

Vollständige Taschenbuchausgabe Juli 2009
Knaur Taschenbuch. Ein Unternehmen der Droemerschen Verlagsanstalt
Th. Knaur Nachf. GmbH & Co. KG, München.
Copyright © 2007 Foitzick Verlag GmbH, Augsburg
Alle Rechte vorbehalten. Das Werk darf – auch teilweise – nur mit Genehmigung des Verlags wiedergegeben werden.
Umschlaggestaltung: ZERO Werbeagentur, München
Umschlagabbildung: Gettyimages
Satz: Wilhelm Vornehm, München
Druck und Bindung: CPI – Clausen & Bosse, Leck
Printed in Germany
ISBN 978-3-426-87443-1

2 4 5 3 1

# Inhaltsverzeichnis

# Geleitwort

Die Ernährungswissenschaft hat ihr Wissen in den letzten Jahrzehnten enorm vermehrt. Dennoch müssen jährlich für ernährungsabhängige Erkrankungen mehr als 50 Milliarden Euro an »Reparaturkosten« ausgegeben werden. Menschen essen anders, als sie sich ernähren sollten! Warum eigentlich hat das Wissen um die »richtige Ernährung« so wenig Einfluss auf das Essverhalten?

Untersuchungen zeigen, dass die Begriffe »Ernährung« und »Essen« keine Synonyme sind. Bei »Ernährung« denken die Menschen an Vitamine, Kalorien oder Gesundheit. »Essen« dagegen ist mit emotionalen Aspekten wie Geschmack, schön gedeckter Tisch oder satt werden verknüpft. »Ernährung« ist also der Begriff für den Kopf. »Essen« ist der Begriff für den Bauch. Siebzig Prozent der Deutschen halten sich, was das Essen angeht, für »Genießer«.

Die Psychologie von Essen und Trinken ist für das Essverhalten der Menschen viel ausschlaggebender als die Physiologie der Ernährung. Die Hummerschere mit einem Glas Champagner beim Edelfastfood erfüllt das Bedürfnis nach Essgenuss, bei dem wohl kaum jemand an die biologische Funktion der Nahrungsaufnahme, nämlich Energie- und Nährstoffversorgung, denkt.

Gut essen kann auch trösten und manchmal sogar glücklich machen. Auch Inhaltsstoffe im Essen nehmen Einfluss auf die Psyche. Schokolade ist wirklich ein »Beruhigungsmit-

tel«, weil sie den Botenstoff Serotonin im Gehirn vermehrt, der die Seele beruhigt. Essen kann aber auch zur Bedrohung werden, wenn die Sorgen um die »schlanke Linie« übermächtig werden und das Essverhalten dominieren.
Susanne Fehrmann unternimmt in ihrem Buch einen psycho-physiologischen Spaziergang durch die Psychologie von Essen und Trinken und stellt die Schnittstellen zur Ernährungsphysiologie dar. Spannend zu lesen, aufregend zu erfahren und gut zu verstehen, wie »unser täglich Brot« auf Körper und Seele wirkt. Ich wünsche Ihnen einen guten Lese-Appetit, damit Sie in Zukunft noch besser und genussvoller essen können, weil Sie wissen, warum Sie das essen, was Sie essen.

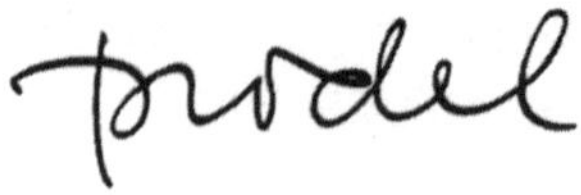

*Göttingen, Februar 2002* *Prof. Dr. Volker Pudel*

# Danke

Ohne die Hilfe und das Engagement unterschiedlichster Menschen hätte ich dieses Buch nie schreiben können. Ich möchte mich bei allen ganz herzlich bedanken. Besonders dankbar bin ich meiner Kollegin und Freundin Dr. Karin Bergmann. Sie hatte die Idee zu diesem Buch und ein stets offenes Ohr in allen Fachfragen. Melanie Weingarten danke ich für sorgfältiges Korrekturlesen und für viele anregende Gespräche. Mein Dank gilt auch meiner Lektorin Dr. Inge Ziegler, die mich auf jede erdenkliche Weise bei der Umsetzung meiner Vorstellungen unterstützte.

Die Telefonate mit meiner Mutter von Kontinent zu Kontinent waren der Rettungsanker, wenn mir alles über den Kopf zu wachsen drohte. Darüber hinaus halfen mir meine Kinder, über der Arbeit am Schreibtisch die wesentlichen Dinge des Lebens nicht aus den Augen zu verlieren.

Mein innigster Dank gilt jedoch meinem Mann. Seinem Vertrauen in mich und seiner liebevollen Unterstützung verdanke ich unendlich viel. Ohne ihn wäre auch dieses Buch nie entstanden. Ihm möchte ich es widmen.

# Vorwort

Liebe Leserin, lieber Leser,
haben Sie Spaß am Essen? Oder verdirbt auch Ihnen allzu oft das schlechte Gewissen den Genuss, wenn Sie wieder einmal der Schokolade im Küchenschrank nicht widerstehen konnten und der Appetit auf Currywurst einfach zu übermächtig war? Auch mir als Ernährungswissenschaftlerin geht es da nicht anders, auch mich überfällt in stressigen Zeiten die Schokoladengier und vor dem Fernseher die Lust auf »Ungesundes«, obwohl ich es doch eigentlich besser wissen müsste.
Wie kommt es nur? Wir wissen so genau wie nie zuvor in unserer Geschichte über unseren Körper und über unsere Nahrung Bescheid. In Tabellen finden wir aufgeführt, wie viele Kalorien uns guttun, welche Nährstoffe wir brauchen, welche Lebensmittel wir mehr essen sollten und welche besser zu vermeiden wären. Doch trotz dieses weitverbreiteten Ernährungswissens in der Bevölkerung steigt das durchschnittliche Körpergewicht der Bundesbürger kontinuierlich an und wird gleichzeitig die Problematik unterschiedlichster Essstörungen immer deutlicher. Ungeachtet aller Ernährungsvorschriften gehört für uns eine Torte zum Geburtstag und ein Gänsebraten zu Weihnachten, treibt Liebeskummer unseren Schokoladenkonsum in die Höhe und ist Langeweile der schlimmste Feind jeder Schlankheitsdiät. Essen ist also nicht nur die rational gesteuerte Nahrungsaufnahme, die uns vor

dem Verhungern schützt, sondern Essen hilft uns auch, unsere Emotionen zu verarbeiten und unsere Empfindungen zu kanalisieren. Auch meine Erfahrung als Ernährungsberaterin und als Referentin in zahlreichen Ernährungsseminaren hat mir gezeigt, dass Empfehlungen und Vorschriften, die die seelischen Aspekte unserer Ernährung außer Acht lassen, von vornherein zum Scheitern verurteilt sind.

Im vorliegenden Buch möchte ich Ihnen diesen engen Zusammenhang zwischen Ernährung und Psyche darstellen. Sie werden erfahren, wie stark unser Essverhalten von unseren Stimmungen und Launen abhängig ist und wie verschieden unsere Beweggründe sein können, um Hunger zu entwickeln.

Wenn nun aber eine so enge Verbindung zwischen unserer Psyche und unserem Essverhalten besteht, ist dann auch der Umkehrschluss möglich? Können wir durch die Auswahl unterschiedlicher Nahrungsmittel unsere seelische Stimmungslage beeinflussen? Können wir gute Laune essen? Einige aktuelle Veröffentlichungen in diesem Bereich erwecken oft den Eindruck, allein durch die Befolgung verschiedener Ernährungsvorschriften sei uns ewiges Glück beschieden. Für mich stellte sich daher die Frage: Gibt es eine Glücksdiät, können bestimmte Vitamine und Nährstoffe unsere Stimmung heben?

Tatsächlich scheint es so zu sein, dass wir ganz instinktiv versuchen, durch unsere Lebensmittelauswahl unsere Stimmung zu regulieren. Sind wir niedergeschlagen, haben wir Lust auf Schokolade, an sonnigen Tagen dagegen läuft uns bereits beim Blick auf einen knackigen Salat das Wasser im Mund zusammen.

Obwohl die moderne Ernährungsmedizin solchen Zusam-

menhängen wenig Beachtung schenkt, empfahlen Mediziner seit der Antike bestimmte Mahlzeiten gegen Niedergeschlagenheit, existierten Hausmittel gegen Frühjahrsmüdigkeit und enthielten Kochbücher noch Anfang des 20. Jahrhunderts Rezepte für Menschen, die zu Stimmungsschwankungen oder Lethargie neigten.
Auch ich habe in meinen Beratungen die Erfahrung gemacht, dass bei Diäten mit sehr geringem Kohlenhydratanteil die Stimmung schnell gegen null geht und sich beispielsweise unter den Langschläfern auffallend viele Obst- und Gemüsemuffel finden. Aber wie groß ist die gegenseitige Einflussnahme wirklich?
Den zweiten Teil dieses Buches habe ich diesen ernährungsphysiologischen Zusammenhängen gewidmet, indem ich Ihnen die Chancen, aber auch die Grenzen einer die Psyche beeinflussenden Ernährung vorstelle.
Mit konkreten Tipps und Tricks möchte ich Ihnen, liebe Leserinnen und Leser, Mut zum Genuss machen und mit den Rezeptvorschlägen am Ende des Buches Ihrem körperlichen und geistigen Wohlbefinden und damit Ihrer guten Laune auf die Sprünge helfen.
Der Erfolg der ersten Auflage und die vielen Reaktionen auf das Buch haben mir gezeigt, wie sehr unsere Ernährung mit unserem seelischen Gleichgewicht verbunden ist. Mit der vorliegenden zweiten, leicht überarbeiteten Auflage hoffe ich, einem noch größeren Leserkreis dabei zu helfen, den schönen Seiten des Essens wieder mehr Bedeutung beizumessen.
Viel Freude beim Lesen wünscht Ihnen

*Ihre Susanne Fehrmann*
*Regensburg, Dezember 2006*

# Warum essen wir?

Nun, die Antwort liegt auf der Hand, damit wir nicht verhungern. Essen ist lebensnotwendig. Nur durch Essen sind wir in der Lage, unsere Energiereserven, die durch Bewegung, Atmen und Stoffwechsel geleert werden, wieder aufzufüllen. Aber im Gegensatz zu anderen lebenserhaltenden Tätigkeiten wie dem Atmen oder dem Schlagen des Herzens geschieht Essen nicht unbewusst. Wir sind in der Lage, Einfluss darauf zu nehmen, was wir essen und wann wir essen.

Fehlt unserem Körper Energie, meldet er uns das: Wir haben Hunger. Aber was löst unseren Hunger aus? Wann fangen wir an zu essen, und wie erhalten wir das Signal wieder aufzuhören? Selten warten wir mit dem Essen, bis es uns schlecht vor Hunger ist oder wir vor Schwäche nicht mehr in der Lage sind, uns zu bewegen.

Wir wissen heute, dass unser Hungergefühl im Gehirn entsteht. Der Hypothalamus, ein etwa golfballgroßer Gehirnbereich im Zwischenhirn, vereinigt das »Hungerzentrum« und das »Sättigungszentrum« des Menschen. Hier werden alle Signale des Körpers verarbeitet, die auf Hunger oder Sättigung schließen lassen.

Wie aber kommt es zu Hunger? Welche Signale sind es, die Hunger auslösen, und welche sagen unserem Körper, dass wir satt sind?

# Was ist Hunger? – Die Physiologie

Wenn wir längere Zeit nichts gegessen haben, ändern sich unsere Blutwerte. Wir haben Energie verbraucht, wir haben uns bewegt, geatmet, und unser Stoffwechsel hat gearbeitet, ohne dass wir unserem Körper neue Energie oder Nährstoffe zugeführt haben. Dies hat zur Folge, dass sich einige unserer wichtigsten Stoffwechselwerte ändern. Daraus ergeben sich verschiedene Vorgänge, wie unser Körper das Startsignal zum Essen gibt – das heißt, wie Hunger ausgelöst wird:

- Der Blutzuckerspiegel sinkt ab. Da unser Gehirn ausschließlich auf Glukose als Energielieferant angewiesen ist, ist es auch das erste Organ, bei dem sich ein Blutzuckerabfall bemerkbar macht (glukostatische Theorie).
- Fettdepots, die Energiereserven unseres Körpers, werden langsam mobilisiert, dadurch ändert sich die Zusammensetzung der Fettsäuren im Blut. Auch diese Änderung wird vom Gehirn registriert (lipostatische Theorie).
- Wichtige Aminosäuren zum Eiweißaufbau fehlen. Unterschiedlichste Stoffwechselvorgänge, auch in unseren Nervenbahnen, werden daraufhin in Mitleidenschaft gezogen, wodurch unser Gehirn alarmiert wird (aminostatische Theorie).

Durch die Veränderung der Blutzusammensetzung wird dem Gehirn ein Mangel an lebenswichtigen Nährstoffen gemeldet, *ohne* dass es bereits zu Störungen im System des Körpers gekommen ist. Wahrscheinlich löst nicht nur ein Parameter Hunger aus, sondern aus einer Kombination der veränderten

Werte entstehen ein oder mehrere Signale an das Hungerzentrum.

Besteht ein Mangelzustand unseres Stoffwechsels, werden in uns Gefühle ausgelöst. Diese Gefühle nennen wir Hunger. Wir reagieren darauf mit dem intensiven Wunsch, Nahrung zu uns zu nehmen.

Neben diesen lebensnotwendigen Signalen liegen unserem Hungerzentrum noch andere Informationen vor, die zum Beispiel für die Kurzzeitregulierung verantwortlich sind bzw. auch unsere momentane körperliche Situation berücksichtigen.

## *Zentralnervöse Hungerregulierung*

Für eine sehr kurzzeitige Regulierung von Hunger bzw. Sättigung sind sogenannte Mechano- bzw. Dehnungsrezeptoren im Mund, in der Speiseröhre und im Magen verantwortlich. Diese Rezeptoren bestimmen besonders die Mahlzeitengröße, die wir essen können. Ist der Magen leer, wird dem Gehirn über Nervenbahnen Hunger gemeldet – »der Magen knurrt«. Essen wir, so melden diese Rezeptoren noch während des Essens »Ausdehnung«, wir werden satt, obwohl zu diesem Zeitpunkt noch kaum Verdauung eingetreten ist, das heißt Blutwerte noch kaum verändert sind. Dieses Phänomen ist besonders bei einem ballaststoffhaltigen Müsli gut zu beobachten. Obwohl eine Portion Müsli weniger Energie enthält als ein Brötchen mit Butter und Marmelade, werden wir schneller satt, da wir länger mit Kauen beschäftigt sind.

Die Dehnungsrezeptoren im Mund werden eher angesprochen und leiten diese Information an den Hypothalamus. Auch unser Magen wird durch den hohen Ballaststoffanteil des Müslis schneller voll. Er dehnt sich aus, was wiederum die Mechanorezeptoren des Magens an das Hungerzentrum weiterleiten.

Eine Untersuchung zum Sättigungsgrad verschiedener Lebensmittel mit gleichem Kaloriengehalt kam zu ähnlichen Ergebnissen: Probanden testeten jeweils die gleiche Kalorienmenge an Apfelsaft, Apfelmus und ganzen Äpfeln. Der Apfelsaft konnte ohne Kauen einfach geschluckt werden, es kam zu einer nur geringfügigen Ausdehnung der Speiseröhre und zu einem geringen Sättigungsgrad. Auch das Apfelmus konnte sehr schnell verzehrt werden, der Sättigungsgrad lag jedoch etwas höher als beim Apfelsaft. Den ganzen Apfel mussten die Probanden jedoch erst gut kauen, um ihn schlucken zu können, was deutlich längere Zeit in Anspruch nahm als das Trinken des Saftes. Auch die Speiseröhrenausdehnung war erheblich. Abschließend stellten die Probanden fest, dass der ganze Apfel signifikant länger sättigte als der Saft oder das Mus.

Dieses Experiment zeigt deutlich, wie sehr der Sättigungsgrad davon abhängt, wie unsere Nahrung beschaffen ist. Müssen wir länger kauen oder quillt die Nahrung im Magen auf, so sind wir schneller satt. Müssen wir nur schlucken, dauert es deutlich länger, bis wir von unserem Hungerzentrum das Sättigungssignal erhalten.

## *Hormonale Hungerregulierung*

Nun sind aber bei gleichem Nahrungsangebot manche Menschen schneller satt als andere. Woran liegt das? Warum haben Heranwachsende mehr Hunger als beispielsweise ältere Menschen? Wichtig für unsere individuelle Hungerregulierung sind die Hormone. Wachstumshormone lassen Kinder in den Wachstumsphasen »Bärenhunger« entwickeln. Auch während einer Schwangerschaft oder in der Stillzeit wird das Hungerzentrum durch Hormone häufiger aktiviert. Der mütterliche Organismus ist somit in der Lage, Mutter *und* Kind ausreichend zu versorgen. Sexualhormone sind dagegen für ein verändertes Hungergefühl während der Pubertät und in den Wechseljahren verantwortlich.

Außerdem regulieren noch weitere Botenstoffe unseres Organismus unseren Hunger. Adrenalin zum Beispiel leert bei körperlicher Arbeit, Stress, Angst oder Ärger unsere Energiereserven, die anschließend wieder aufgefüllt werden müssen. Der Botenstoff Dopamin könnte für das wechselnde Hungergefühl vieler Frauen während des monatlichen Menstruationszyklus verantwortlich sein. Dem Hypothalamus liegen darüber hinaus noch Informationen vor, wie weit unsere Fettdepots, das heißt die Fettzellen des Körpers, gefüllt sind. Sind die Fettdepots voll, steigt die Leptinkonzentration im Blut, was zur Folge hat, dass wir weniger Hunger entwickeln, der Energieverbrauch des Körpers aber ansteigt. Ganz unbewusst erhöhen wir unsere Muskelaktivität, und der Körper gibt mehr Wärme ab. Sind die Fettzellen jedoch leer, sinkt unser Energieverbrauch, und wir bekommen Hunger.

Nun essen wir aber nicht nur, weil wir uns mit Kalorien und Nährstoffen versorgen wollen, sondern auch, weil es uns schmeckt, weil wir Freude daran haben. In den seltensten Fällen wählen wir unsere Speisen nach dem Hunger aus, sondern meist entscheiden wir uns je nach unserem Appetit für diese oder jene Mahlzeit, für dieses oder jenes Lebensmittel. Neben dem Hunger, der wohl einer der quälendsten körperlichen und seelischen Zustände ist, spielt der Appetit die entscheidende Rolle in unserem Essverhalten.

Während Hunger häufig unspezifisch ist, ist Appetit meist auf ein bestimmtes Lebensmittel oder eine besondere Mahlzeit ausgerichtet. Appetit ist eher die Lust auf ein bestimmtes Lebensmittel als das dringende Verlangen, etwas essen zu müssen.

Es müssen also neben den rein physiologischen Parametern, die uns vor dem Verhungern bewahren, auch noch andere, mindestens ebenso starke Parameter existieren, die uns zu bestimmten Lebensmitteln greifen lassen.

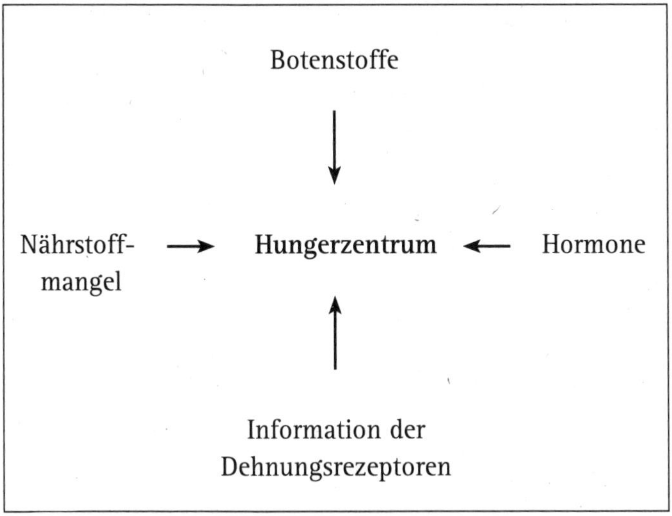


*Abb. 1: Einflüsse auf das Hungerzentrum*

# Essen mit Köpfchen – Gewohnheit und Verstand

Das alte Sprichwort »Essen hält Leib und Seele zusammen« zeigt, dass auch schon unsere Vorfahren wussten: Wir essen nicht nur, um zu überleben. Essen bedeutet für uns auch Freude und Lust. Essen drückt unsere Lebenseinstellung aus, symbolisiert unseren gesellschaftlichen Status und weist auf die Zugehörigkeit zu einer Gemeinschaft oder zu einer Kultur hin. Keine unserer lebenswichtigen Tätigkeiten hat so großen Symbolcharakter wie das Essen. Erst recht in unserer »Schlaraffenlandgesellschaft« wird der primäre Grund des Essens, nämlich den Hunger zu stillen, zweitrangig. Die »sekundären« Motive wie Genuss, Geselligkeit oder gesellschaftlicher Status scheinen zu überwiegen.

Neben dem Hungerzentrum, das die rein physiologischen Informationen unseres Körpers verwertet, müssen folglich auch noch andere Hirnbereiche an unserem Essverhalten beteiligt sein. Nur dadurch ist zu erklären, dass die psychologischen Faktoren einen so großen Stellenwert einnehmen.

Wir wissen heute, dass im Bereich der Großhirnrinde mentale, soziologische und ökonomische Aspekte unseres Lebens verarbeitet werden. Dieser Gehirnbereich ist stark an unserem Essverhalten beteiligt.

# Meine Suppe esse ich nicht – die Erziehung bestimmt die Einstellung zum Essen

Den ersten großen Einfluss übt die Erziehung auf unser Essverhalten aus. Während zu Beginn unseres Lebens fast ausschließlich das physiologische Bedürfnis nach Nahrung unser Essverhalten bestimmt, werden Geschmacksvorlieben bereits in diesem Alter anerzogen.

Bei Neugeborenen bestimmen nicht ökonomische oder soziale Überlegungen das Essverhalten. Allein die Grundbedürfnisse Hunger und Sättigung gilt es zu befriedigen. Jedoch lassen sich schon in diesem Alter Geschmacksvorlieben bzw. Abneigungen erkennen, die wohl eine Art angeborenen Überlebensmechanismus darstellen. Besonders ein deutlicher Widerwille gegen Bitterstoffe ist bereits im Säuglingsalter festzustellen. Diese Aversion ist wahrscheinlich genetisch bedingt, um uns vor giftigen und ungenießbaren Stoffen zu schützen, die häufig bitter schmecken. Auf süße Substanzen reagieren bereits Säuglinge dagegen ausgesprochen positiv. Auch diese angeborene Vorliebe lässt sich aus der Evolution des Menschen erklären. Kohlenhydrate, das heißt Zucker, sind eine sichere und schnelle Energiequelle, die lebensnotwendig für den gesunden Organismus sind. Es wundert daher nicht, dass Muttermilch deutlich süß schmeckt und der Säugling allein durch den Geschmack zum Trinken animiert wird. Sogar durch den Gesichtsausdruck signalisieren uns Babys, wie gerne sie Süßes mögen. Beobachten Sie doch einmal ein Baby beim Kosten eines

kleinen Löffelchens gesüßter Schlagsahne. Die Wonne ist unübertroffen.
Diese angeborenen Präferenzen sollen aber nicht darüber hinwegtäuschen, dass unsere Geschmacksvorlieben hauptsächlich anerzogen sind. Die Sympathie für den süßen Geschmack ist nämlich so groß, dass Babys von sehr süßer Babynahrung mehr essen als von weniger süß schmeckender. Die hochsensiblen Geschmacksknospen des Säuglings können außerdem an Nahrung gewöhnt werden, die deutlich süßer schmeckt als Muttermilch. Das hat zur Folge, dass das Süßempfinden dieser Babys bereits in diesem Alter abstumpft. Je süßer ein Säugling bereits in den ersten Lebensmonaten ernährt wird, umso höher ist seine Akzeptanz für Süßes im Kindes- und Erwachsenenalter. Umso eher wird er sich zum »Süßschnabel« entwickeln. Der Grundstein für die Gier nach stark zuckerhaltigen Lebensmitteln wird oft also bereits in den ersten Lebensmonaten gelegt.
Sobald das Kind dem Säuglingsalter entwachsen ist, kommt es mit den Lebensmitteln seiner Umwelt, das heißt seiner Familie, in Kontakt. Die bewusste Ernährungserziehung beginnt. Was die Familie täglich isst, das wird auch dem Kind schmecken. Essen Vater, Mutter und Geschwister täglich Kartoffeln, wird das Kind ganz selbstverständlich auch Kartoffeln mögen. Essen sie täglich Reis, so wird es genauso gerne den Reis akzeptieren.

Das sogenannte *»Kontaktlernen«* ist für unsere ersten Esserfahrungen sehr wichtig. Kommen wir täglich mit einem bestimmten Lebensmittel in Kontakt, akzeptieren wir es, es schmeckt uns.

Durch häufige Wiederholung entsteht außerdem eine Vertrautheit und eine Gewöhnung an das Lebensmittel, das im Fachjargon als »mere exposure effect« (Lernen durch Gewohnheitsübung) bezeichnet wird. Dieser Effekt trägt viel dazu bei, dass wir unsere gewohnten Speisen gerne essen.

*Meine Kinder waren, seit sie mit am Familientisch mitaßen, ausgesprochene Brotesser. Nach unserem Umzug nach Mexiko stand Brot nicht mehr auf dem täglichen Speiseplan, dafür aber häufig Tortillas (eine Art Maispfannkuchen), die in Mexiko als Grundnahrungsmittel zu jedem Essen gehören. Für die Kinder waren Tortillas gänzlich unbekannt, und sie zögerten natürlich bei diesem Geschmack. Nach einigen Wochen jedoch waren Tortillas für die Kinder ganz selbstverständlich. Sie hatten sie sich angewöhnt, und sie schmeckten ihnen.*

Durch den häufigen Kontakt mit dem Maisgeschmack konnten sich die Kinder daran gewöhnen und akzeptierten ihn als gut schmeckend. Entscheidend war jedoch sicher auch, dass wir Eltern, die Freunde, Schulkameraden und Nachbarn Tortillas vorgegessen haben. Besonders kleine Kinder kopieren in der Regel einfach das Verhalten der Erwachsenen bzw. ihrer Umwelt. Das Beispiel zeigt auch, dass Ernährungserziehung in den meisten Fällen ungeplant und spontan verläuft. Meist wird sie von den Eltern gar nicht als »Erziehung« wahrgenommen. Was Mutter und Vater vorleben – besser gesagt voressen –, machen die Kinder nach. Besonders in der Zeit, in der Kinder gerade Sitzen gelernt haben und nun an den Mahlzeiten teilnehmen können, sind sie ganz wild darauf, von Mutters Teller mitzuessen. Eltern sind sich dieser Vorbildrolle oft gar nicht bewusst.

*Frau S. ist vollkommen verzweifelt. Ihr $2^1/_2$-jähriger Sohn verweigert jede Art von Gemüse. Da sie aber weiß, dass Gemüse sehr gesund ist und sie Bedenken hat, dass ihr Sohn Mangelerscheinungen entwickelt, versucht sie jeden Trick. Bei näherem Hinterfragen stellt sich heraus, auch Herr S. isst fast kein Gemüse. Frau S. mag eigentlich nur Karotten, Erbsen und ab und zu Blumenkohl, anderes Gemüse kocht sie nur für ihren Sohn.*

Klar, dass der Kleine kein Gemüse mag, die Eltern gehen mit schlechtem Beispiel voran. Auch Kleinkinder bekommen durchaus mit, wenn der Vater über das »Grünzeug« auf seinem Teller schimpft oder die Mutter jedes Zucchinistückchen aus dem Mischgemüse sortiert. Natürlich reagiert da der Sohn skeptisch und isst lieber nichts.

Besonders die Aversionen der Eltern scheinen sich leicht auf Kinder zu übertragen. Vielleicht auch deshalb, weil Gerichte, die den Eltern nicht schmecken, kaum auf dem Esstisch erscheinen, Kontaktlernen und besonders der »mere exposure effect« entfallen.

Möglich ist aber auch ein Grund, der mit »Ernährung« gar nichts zu tun hat. Der Sohn könnte über die Gemüsemahlzeit auch seine Mutter erziehen wollen. Er bemerkt, wie wichtig der Mutter das Gemüse ist, und hat schnell gelernt, dass er durch seine Verweigerung Macht über seine Mutter hat. Bei kaum einem Gebiet reagieren die Eltern von Säuglingen und Kleinkindern so sensibel wie bei der Ernährung. Oft sind sie selbst durch Diätvorschriften und verschiedenste Ernährungsempfehlungen in ihrem eigenen Essverhalten verunsichert. Viele sind überzeugt, ihre eigene tägliche Ernährung taugt nicht für die Kinderernährung. Werbung, großmütterliche Ratschläge und ein unüberschaubares Angebot an Kindernahrungsmitteln verwirren viele Mütter und Väter zusätzlich. Diese Unsicherheit überträgt sich auf die Kinder. In vielen Familien verkommt die tägliche gemeinsame Mahlzeit zum Machtkampf zwischen »Ich meine es nur gut« und »Ich will aber nicht...«. Schon kleine Kinder sind auf diesem Schlachtfeld geübte Kämpfer. Essen wird zum emotionalen Konflikt. Solche Situationen spielen sich rein auf psychologischer Ebene ab. Der physiologische Grund des Essens, den Hunger zu stillen, ist vollkommen in den Hintergrund getreten.

Dieser Machtkampf ist übrigens kein Phänomen unserer modernen Zeit. Erinnern Sie sich an die Geschichte vom »Suppenkasper«, eine – aus heutiger Sicht – sehr brutale Geschichte vom »Nicht-essen-Wollen«? Kasper verweigert das Essen, es kommt zu schlimmen Szenen bei Tisch. Der Vater flippt vollkommen aus, Kasper aber trotzt bis zum Letzten. Wir wissen nicht, was in Kaspers Suppe war, warum er sie auf einmal nicht mehr mochte, das Essen ist eigentlich ganz zweitrangig. Die Suppe ist nur Mittel zum Zweck, sie wird zum Symbol des Machtkampfes, in dem beide Teile verlieren – Kasper sein Leben und die Eltern ihren Sohn.

Die Erziehung zum Essen, die noch heute mit vielen Anstandsregeln verbunden ist, kann auch einen gänzlich anderen Effekt haben. So sind es vor allem Lehrsätze aus Großmutters Tagen, die uns zu einem ständigen Überessen auffordern. Sind Sie auch mit Ermahnungen wie »Mit dem Essen spielt man nicht«, »Nur wenn du alles aufisst, wird morgen schönes Wetter« und »Lieber den Magen verrenkt als dem Wirt was geschenkt« aufgewachsen? Solche Sätze bleiben haften und verfolgen uns oft ein ganzes Leben.

*Frau B. schafft es einfach nicht abzunehmen. Jede Diät hat sie schon ausprobiert, nichts hat nachhaltig geholfen. Schon als Kind hatte Frau B. immer erst ihren Teller leer essen müssen, bevor sie zum Spielen durfte. Reste wurden von der Mutter nicht zugelassen und Essen nie weggeworfen. Ihren Eltern, die während der Kriegs- und Nachkriegsjahre unter Nahrungsmangel litten, bedeutete es viel, dass ihre Tochter sich immer satt essen konnte. Auch Frau B. lässt heute bei ihren Kindern keine Reste zu. Was übrig bleibt, isst sie selbst nach dem Essen während des Kücheaufräumens. Trotzdem: Sie kocht lieber etwas zu viel als zu wenig.*

Viele dieser »Sitten« sind in unserer heutigen Überflussgesellschaft ganz unnötig. Kinder müssen ihren Teller nicht aufessen, können wir doch sicher sein, dass auch bei der nächsten Mahlzeit wieder ausreichend Nahrung zur Verfügung stehen wird. Wir müssen nicht täglich so viel kochen, dass alle »bis zum Platzen« voll sind, wer nicht satt geworden ist, kann sich zum Nachtisch ja noch einen Apfel nehmen. Was in früheren Jahrhunderten durchaus sinnvoll war, nämlich dann tüchtig zuzulangen, wenn gerade ausreichend Nahrung vorhanden war, wird heute zur »Übergewichtsfalle«. Vor allem Kinder werden noch fast täglich genötigt,

sich mengenmäßig zu überessen. Übergewicht wird da zur logischen Folge einer nicht zeitgemäßen Erziehung.
In vielen Fällen ist Ernährungserziehung freilich nur Mittel zum Zweck und gehört zum Katalog pädagogischer Maßnahmen, die mit Essen gar nichts zu tun haben. Vornehmlich Süßigkeiten zur Belohnung sind uns allen bekannt. Möglicherweise entsinnen Sie sich noch an den Besuch in der Eisdiele bei einem guten Zeugnis oder an den Bonbon von Oma zur Belohnung für eine kleine Hilfe. »Wenn du dich jetzt nicht benimmst, bekommst du heute keinen Nachtisch«; haben auch Sie diesen Satz noch im Ohr oder verwenden ihn heute vielleicht sogar bei Ihren Kindern? Essen wird hier zum pädagogischen Werkzeug. »Ernährungserziehung« haben Eltern oder Großeltern dabei aber gar nicht im Sinn. Die Lebensmittel werden in diesem Fall nicht als Nahrung gesehen, sondern sie sind »Prämien-Objekte«, die finanziell günstiger und zeitlich schneller bei der Hand sind als zum Beispiel ein Zoobesuch zur Belohnung. Außerdem verbrauchen sie sich, sie können also häufiger verschenkt oder verweigert werden als beispielsweise ein Spielzeug.

*Peter D. bekam als Heranwachsender für jedes Rasenmähen eine kleine Tüte Fruchtbonbons geschenkt. Von seinem ersten Gehalt kaufte er sich später genau diese Bonbons, als er sie zufällig im Supermarkt entdeckte. Noch heute liebt er den Geschmack dieser Bonbons und belohnt sich hin und wieder mit einem »Feierabendzuckerl«.*

Durch dieses Belohnungs- und Bestrafungssystem wird bereits in der Kindheit ein enger Bezug zwischen Essen und

Emotionen anerzogen. Wie oben beschrieben ist zwar unsere Süßpräferenz angeboren, das gute Gefühl aber, das wir bei dem Verzehr von Süßigkeiten verspüren, haben wir in unserer Erziehung gelernt. Es ist in unserem Verhalten oft so fest verankert, dass es in der Regel ein Leben lang anhält. Wir fühlen uns wohl und geliebt bei bestimmten Nahrungsmitteln und Gerichten, hassen dagegen bestimmte Gerichte, die wir als Kind essen mussten. Oft verabscheuen wir schon den Geruch von z. B. Spinat oder Erbsensuppe, weil sie bei uns ganz unspezifisch ungute Gefühle auslösen.
Jedoch sind nicht nur die elterlichen Erziehungsmethoden für unser emotionsbeladenes Essverhalten verantwortlich, sondern auch die Kultur, in die wir hineingeboren werden, prägt unser Essverhalten.

## Von Weihnachtsplätzchen und Ostereiern – Essen als Teil unserer Kultur

Denken Sie bei dem Geruch von Weihnachtsplätzchen an einen heißen Sommertag? Freuen Sie sich bei dem Anblick von Ostereiern auf Weihnachten? Fällt Ihnen beim Geschmack herrlicher italienischer Spaghetti ganz spontan Ihr überfüllter Schreibtisch im Büro ein?
Natürlich nicht! Wir verbinden besondere Spezialitäten mit besonderen Ereignissen oder mit besonderen Erlebnissen, die in unserem Gedächtnis fest verankert sind. Ein wichti-

ges Unterscheidungsmerkmal unserer Kulturen sind unsere Bräuche und Traditionen, und aus diesen lässt sich das Essen nicht wegdenken. Zu jedem Festtag gehören ganz selbstverständlich spezielle Gerichte: Zum jüdischen Passah-Fest gehört ungesäuertes Brot, zum islamischen Bairam (Tage des Fastenbrechens nach dem Ramadan) gehören herrliche Süßigkeiten, zum deutschen Osterfest gehören Osterlamm und bunte Eier.

Traditionelle Gerichte lernen wir von frühester Kindheit an kennen und lieben, sie gehören ganz selbstverständlich zu unseren Festen. Oft machen sie den Festtag erst zum Festtag. Der Kuchen zum Geburtstag und die festliche Tafel zur Hochzeit sind Zeichen unserer Freude und unserer Lebenslust.

Diese Essriten verbinden uns, grenzen uns aber auch ab. Durch Essensvorschriften, besonders in den verschiedenen Religionen, wird Gruppenzugehörigkeit symbolisiert und gleichzeitig Distanz zu anderen Gemeinschaften gewahrt. Während im Islam kein Schweinefleisch gegessen werden darf, ist den Hindus die Kuh heilig und wird nicht geschlachtet.

Diese Vorschriften haben mit Ernährung im Sinne von Sattwerden nichts zu tun, sie haben reinen Symbolcharakter. Durch ständige Wiederholung im Alltagsleben erlernen wir auf diese Weise unsere Esskultur und auch unsere Geschmackspräferenzen. Die engen Verbindungen zwischen Essen und Kultur sind uns meist gar nicht bewusst, so sehr sind sie uns zur selbstverständlichen Gewohnheit geworden.

Fernreisende haben mit diesen unterschiedlichen Tischsitten und Geschmacksvorlieben durchaus zu kämpfen. Indischer Curry treibt uns Mitteleuropäern zeitweise die Tränen in die Augen, japanische Gerichte erscheinen uns oft versalzen, Buttertee aus Nepal könnte sich auf dem deutschen Markt nicht durchsetzen, und die Kombination von süßer Banane und scharfem Chili auf Jamaika verwundert uns. Lieber greifen wir auch in der Ferne auf heimische Gerichte zurück.

Gerhard Polt veranschaulicht in seinem Film »Man spricht Deutsh« auf satirische Weise die Liebe der Urlauber zur heimischen Küche. Die deutsche Familie in dieser Parodie verköstigt sich auch in Italien lieber mit Wiener Schnitzel und Pommes als mit unbekannten Fischgerichten, ganz nach dem Motto: »Was der Bauer nicht kennt, das isst er nicht.«

Aber nicht nur unsere Geschmackspräferenzen oder bestimmte Festtagsgerichte, sondern auch die Mahlzeitenabfolge ist so fest in unserem Gedächtnis verankert. Andere Kombinationen erscheinen uns fremd, und wir akzeptieren sie nicht, obwohl sie uns genauso gut wie unsere traditionellen Gewohnheiten mit lebensnotwendigen Nährstoffen versorgen würden.

Natürlich essen wir keinen Schweinebraten zum Frühstück, auch mögen wir zum Abendessen keine Schokoladentorte. In Japan hingegen ist Reis und Fisch das traditionelle Frühstück, in China isst man morgens gerne Nudelsuppe und in Mittelamerika Bohnenmus, abends dafür süßes Brot. Diese Zusammenstellungen halten wir für exotisch und sie könnten sich in breiten Bevölkerungsschichten der Bundesrepublik wohl nicht durchsetzen.

Aus dem täglichen Kontakt mit bestimmten Geschmacksrichtungen und bestimmten Speisenabfolgen entwickeln wir ein hochspezialisiertes Essverhalten, über das wir im Alltag nicht mehr nachdenken und das von unserer Umwelt selbstverständlich akzeptiert wird.

## Austern und Champagner – soziale Einflussfaktoren

Neben diesem kulturellen Essverhalten, das unsere Gesellschaft verbindet, bestehen aber auch soziale Merkmale, die zum Teil entscheidenden Einfluss auf unsere täglichen Mahlzeiten haben.
Bereits mit dem Eintritt in den Kindergarten kommen Kinder mit außerfamiliären Essgewohnheiten in Berührung, die sie oft interessant finden und kopieren möchten. Gibt es Freunde, die Chips oder Schokoriegel als Pausenmahlzeit mitbringen dürfen, werden auch das leckerste Brot und der appetitlichste Apfel uninteressant. In der Schule kommen dann häufig noch Gruppenzwänge dazu.

*Die 13-jährige Melanie bringt neuerdings jeden Tag ihr Pausenfrühstück wieder aus der Schule mit. Die Mutter probiert verschiedene Brotsorten und verschiedene Aufstriche von Nussnougatcreme bis Leberwurst aus. Nichts kann Melanie bewegen, etwas zu essen. Die Mutter macht sich verständlicherweise Sorgen, da ihre Tochter von 8 Uhr morgens bis 2 Uhr mittags nichts isst und vollkommen ausgehungert aus der*

*Schule kommt. Nach längerem Hin und Her erzählt Melanie endlich, dass sie sich für ihre kindische Brotzeitdose schämt und wohl auch schon eine dumme Bemerkung gehört hat. Sie möchte die Dose nicht mehr auspacken, sondern genauso »cool« wie ihre Freundinnen am Schulkiosk ihre Wurstsemmel kaufen.*

Für uns Erwachsene mag das Verhalten des Mädchens albern klingen, für sie ist es jedoch wichtig, um sich in ihrer Klasse vollwertig zu fühlen. Auch den Klassenkameraden geht es gar nicht um das Essen an sich, sondern mehr um das »Sich-erwachsen-Fühlen«, sich das Essen selbst kaufen und nicht »wie ein Baby das essen, was Mami mitgibt«. Für die Teenager ist klar, sie möchten ihre Selbständigkeit beweisen, und das geht, indem man selbst über sein Essen bestimmt. Fastfood wurde wohl genau wegen diesem »Sich-abheben-Wollen« weltweit zum »Erkennungsessen« der jungen Generation. Nicht nur das Essensangebot, sondern auch die Tischsitten unterscheiden sich von traditionellen Essgebräuchen. Die stereotypen Restaurants sind zum Treffpunkt der Cliquen und der Besuch zu einer Art der Freizeitgestaltung geworden. Andererseits lieben gerade die Fans der schnellen Küche das Bekannte. In den großen Ketten wie McDonald's oder Burger King wird in allen Filialen in ca. 120 Ländern rund um den Globus das gleiche Essen mit identischem Geschmack serviert. Der Kunde kann sicher sein, in gewohnter Umgebung gewohnte Gerichte verzehren zu können.

Aber auch andere Ernährungsgewohnheiten werden von Jugendlichen gerne ausprobiert, die wenig mit besserem

Geschmack als mit der Abgrenzung zur »Hausmannskost« der Eltern zu tun haben. Makrobiotik ist dann die neue Trendkost für Asienliebhaber, und Jugendliche, die sich im Tier- oder Umweltschutz engagieren, werden zu Vegetariern. Häufig halten diese Ernährungsgewohnheiten nur eine bestimmte Zeit an, solange es eben wichtig für die Integration im Freundeskreis oder in der Clique ist.
Aber nicht nur Heranwachsende unterwerfen ihr Essverhalten sozialen Zwängen. Auch die tägliche Ernährung der Erwachsenen ist durch eine Fülle sozialer Einwirkungen geprägt. Essen ist genauso wie Kleidung und Auto ein Statussymbol.

Bei einigen Lebensmitteln genießen wir beim Verzehr mehr die soziale Anerkennung als den Geschmack.

Kinder lehnen zum Beispiel den bitteren Geschmack von Spargel, den salzigen Kaviar und die glibberigen Austern ab. Erst das Bedürfnis nach sozialer Anerkennung lässt sie im Laufe ihres Lebens lernen, dass dieser Geschmack Genuss bedeutet.
Das Essen als Statussymbol – das ist auch immer ein Beleg der ökonomischen Situation. Und diese Situation ist in vielen Familien sehr entscheidend für den täglichen Speisezettel. Zwar sind die Bundesbürger aufgrund der niedrigen Lebensmittelpreise theoretisch in der Lage, sich ausreichend und gesund zu ernähren, doch hohe fixe Kosten erschweren das häufig. Miete, Benzinpreis und unvorhergesehene finanzielle Belastungen, zum Beispiel Medikamente, machen den Preis für Ernährung durchaus relevant. Unterschiedliche Untersuchungen belegen, dass die Bundesbürger am ehes-

ten an den Ausgaben für Lebensmittel sparen. Den deutlichsten Beweis, wie stark finanzielle Überlegungen über unseren Speiseplan entscheiden, liefert der große Erfolg der Handelskette »Aldi«. Aufgrund ihrer niedrigen Lebensmittelpreise wurden die zahlreichen Filialen zum »Hauptenährer« der Bundesrepublik.

Aber nicht nur ökonomische Überlegungen prägen unser soziales Essverhalten, sondern auch die Bildungsschicht, zu der wir uns zugehörig fühlen. So ernähren sich Deutsche mit Hochschulabschluss gesünder als eine Vergleichsgruppe mit Hauptschulabschluss. Was nicht allein mit einem besseren Verständnis der Ernährungsaufklärung zu tun hat, sondern auch mit dem Wunsch zu zeigen, dass man weiß, was ein zu hoher Cholesterinspiegel bedeutet, und dass man in der Lage ist, sein Ernährungsverhalten zu zügeln.

Unterschiedliche Situationen fordern oft erhebliche Flexibilität in unserem Essverhalten. Essen wir normalerweise sehr gesundheitsbewusst, kann es durchaus vorkommen, dass wir nach einem ganzen Tag auf der Skipiste mit Bärenhunger eine Currywurst verzehren. Nach der ungewohnten körperlichen Anstrengung ist unser physiologischer Hunger so groß, dass unsere psychologische Schranke nur noch sehr niedrig ist. Wir warten nicht auf die ausgewogene Gemüse-Salat-Mahlzeit im Tal, sondern verspeisen mit Appetit die fette Wurst, die auf der Skihütte angeboten wird. Lebensmittelskandale sind in der Lage, die Rezepturen unserer Mahlzeiten erheblich zu verändern. Die Rinderkrankheit BSE und die damit verbundene Angst vor Übertragung auf den Menschen haben die Nachfrage nach rindfleischhaltigen Lebensmitteln innerhalb kürzester Zeit radikal verändert, so dass selbst Kantinen und große Fastfoodketten

Rindfleisch aus ihrem Angebot strichen. Auf der anderen Seite isst, wer noch nie etwas von BSE gehört hat, vollkommen ohne Angst ein Rindersteak.
Häufig ändern wir unser Essverhalten auch, je nachdem was in unserem sozialen Umfeld toleriert oder auch gefordert wird. Besuchen wir ein Volksfest, akzeptieren wir die Schweinehaxe als Mittagessen, während wir sie zu Hause aus Gesundheitsgründen nie auf dem Mittagstisch finden. Bei einer Vernissage werden Kaviarhäppchen mit Champagner gereicht – kaum jemand lehnt die Häppchen ab, auch wenn sie vielen vielleicht gar nicht schmecken. Das Treffen der örtlichen Umweltschützer findet nicht bei McDonald's, sondern im vegetarischen Restaurant statt. Die Beispiele zeigen, dass wir uns besonders bei außerhäuslichen Gelegenheiten gesellschaftlichen Esszwängen unterordnen. Der größte soziale Druck im Bezug auf das Essverhalten betrifft jedoch gar nicht das Essen selbst, sondern eher seine Auswirkungen.

## Die Traumfigur als Essensmaß

Der Zwang zur idealen Figur treibt etwa die Hälfte aller Frauen und auch immer mehr Männer in der Bundesrepublik zu Diäten, so dass zweifellos von einer »Diätmanie« gesprochen werden kann. Es ist durchaus möglich, dass die aus den 1950er Jahren stammende Forderung amerikanischer Versicherungen nach dem Idealgewicht diesen andauernden Trend auslöste.

Das Idealgewicht:
Bei Frauen: Normalgewicht minus 15 %
Bei Männern: Normalgewicht minus 10 %
Das Normalgewicht berechnet sich aus der Körpergröße in Zentimetern minus 100.
Dieses Gewicht kann aber derzeit nur etwa von einem Viertel der Bevölkerung überhaupt eingehalten werden. Außerdem suggeriert allein der Name: Normal ist nicht ideal. Das Idealgewicht wird heute sehr stark kritisiert und nicht mehr als medizinisches Maß verwendet. Was nicht heißt, dass es gesellschaftlich nicht als Traummaß gilt. Dabei ist die Figur nicht nur ein Symbol äußerer Schönheit, sondern wird auch mit inneren Werten in Verbindung gebracht. Bei repräsentativen Umfragen glauben so zum Beispiel über die Hälfte der Befragten, dass schlanke Menschen mehr Freude am Leben und mehr Spaß an der Liebe haben. Schlanke gelten als die besseren Freunde, als aktiver und fleißiger als Dicke.
Für viele Frauen und immer mehr Männer sind Essen und Figur zu einem festen Kontext geworden. Sie haben die Kalorien der gängigen Nahrungsmittel im Kopf und beurteilen jede Mahlzeit weniger von der Genussseite als vielmehr vom Energiegehalt. Ihr Essverhalten ist ständig »gezügelt«.

*Frau K. isst nie maßlos, sie achtet darauf, nie mehr als 1800 kcal am Tag zu sich zu nehmen. Zum Frühstück eine Tasse Kaffee mit Süßstoff und Light-Dosenmilch und ein Knäckebrot mit Quark. Als Zwischenmahlzeit einen Light-Joghurt. Zum Mittagessen in der Kantine einen Salat mit Putenschnitzel natur. Am Nachmittag Kaffee und ab und zu ein Schokoriegel – mit schlechtem Gewissen. Am Abend kocht sie für ihren Mann Gulasch mit Nudeln, sie selbst isst nur einen kleinen Teller und manchmal die Reste. Beim Fernsehen hat sie oft Probleme, ihr gezügeltes Essen durchzuhalten, zu verlockend sind die Chips oder die Schokolade auf dem Wohnzimmertisch. Häufig geht sie mit ungutem Gefühl zu Bett. Ihr erster Weg am nächsten Morgen führt sie auf die Waage.*

Dieses gezügelte Essen oder auch ständige Diäthalten lässt Frau K. etwa normalgewichtig bleiben. Frau K. ist laufend »auf Diät«, nicht etwa weil sie gesund bleiben möchte, sondern weil sie weiß, dass eine schlanke Figur Attraktivität bedeutet. Ihr Essverhalten hat nichts mit Hunger und Sättigung zu tun, sondern wird rein kognitiv über den Verstand bestimmt. Die Waage und die Kleidergröße bestimmen, was in welcher Menge gegessen werden darf. Wird dieses gezügelte Essen jedoch zum Beispiel durch ein emotionales Erlebnis gestört, kann der Betroffene sein Verhalten oft nicht mehr kontrollieren.

*In den 70er Jahren wurde an einer kanadischen Universität ein kurioses Experiment durchgeführt. Studentinnen konnten in die Gruppen »stark gezügelte Esser« und »kaum gezügelte Esser« unterteilt werden. Beide Gruppen durften so viel Eiscreme probieren, wie sie wollten. In beiden Gruppen bekamen einige Studentinnen vor dem Eis einen Milchshake, einige zwei Milchshakes und einige nur das Eis.*
*Die Gruppe der »kaum gezügelten Esser« verhielt sich ganz natürlich. Je mehr Milchshake sie tranken, umso weniger Eis aßen sie. Die Gruppe der »stark gezügel-*

*ten Esser« verhielt sich absolut paradox. Tranken sie keinen Shake, aßen sie erwartungsgemäß weniger Eis als die Vergleichsgruppe der »kaum gezügelten Esser«. Sobald diese Mädchen aber einen Shake getrunken hatten, aßen sie deutlich mehr Eiscreme als ohne Shake und auch mehr als die Vergleichsgruppe der »kaum gezügelten Esser« nach einem oder zwei Milchshakes.*

Der Test macht deutlich, wie wenig gezügeltes Essverhalten von Hunger und Sattheit bestimmt wird. Im Test wussten die »gezügelten Esserinnen« um die hohen Kalorienwerte des Milchshakes. Nachdem sie ihn getrunken hatten, schlugen sie beim Eis so richtig zu. Nach dem Motto »Jetzt ist es auch schon egal« erlaubten sie sich mehr Eis. Die selbst auferlegte Grenze war durchbrochen. Vielleicht kennen Sie das Phänomen aus eigener Diäterfahrung. Sie haben beim Italiener um die Ecke sowieso schon mehr Pasta gegessen, als Sie eigentlich »durften«, da kommt es auf das Tiramisu zum Nachtisch auch nicht mehr an.

Die physiologischen Schranken der Sättigung sind so sehr überlagert, dass wir sie gar nicht mehr erkennen. Die Signale des Hungerzentrums werden ständig »überhört«, und wir verlernen sie wahrzunehmen.

Die rationalen Einflüsse auf unser Essverhalten werden so stark, dass die physiologischen Notwendigkeiten nahezu verdrängt werden. Allein der Wunsch nach einer schlanken Figur bestimmt, was und wie viel gegessen wird. Indem wir die Quantität und die kalorische Qualität unseres Essens ständig bewusst zu steuern versuchen, übernehmen kognitive Überlegungen die Kontrolle über unser Essverhalten. Neben diesen von der Außenwelt, das heißt von den Eltern, der Kultur oder der Gesellschaft, geforderten Essnormen entscheiden auch unsere individuellen Esserfahrungen und unser Verstand über das, was wir essen.

## »Igitt« – Ekel und Aversionen

Neben der Erziehung und gesellschaftlich auferlegten Normen wird unser Essverhalten auch durch ganz persönliche Erlebnisse geprägt und laufend verändert. Ganz besonders stark nehmen wir erworbene Aversionen wahr. Sie können in uns Ekel und Brechreiz hervorrufen und sind oft über lange Zeit sehr stabil.

*Familie C. war bei den Nachbarn zum Grillen eingeladen. Es gab Makrelen, die Herr C. sehr gerne isst und daher kräftig zulangte. Nach dem Essen machten Herr und Frau C. noch einen ausgiebigen Spaziergang und ließen den Abend mit einem gemütlichen Glas Wein ausklingen. Nachts wurde es Herrn C. sehr übel, so dass er sich mehrmals übergeben musste und auch am folgenden Tag nicht zur Arbeit gehen konnte. Der Arzt stellte eine Magen-Darm-Grippe fest. Obwohl die Übelkeit nachweislich nichts mit den gegrillten Makrelen zu tun hatte, wurde es Herrn C. noch Jahre später bei dem Geruch gegrillter Makrelen übel.*

Für dieses Phänomen lassen sich in jeder Familie zahllose Beispiele finden. Das Nahrungsmittel hat mit der Übelkeit eigentlich gar nichts zu tun, trotzdem stellt sich Ekel ein. Auch kann man nicht von einem Lernen durch Wiederholung sprechen, wie es in der Erziehung geschieht. Meist stellt sich die Übelkeit außerdem erst Stunden später ein, so dass kein direkter zeitlicher Zusammenhang besteht. Psychologen nennen diese Erscheinung die »angeborene Reaktionsbereitschaft«. Es genügt schon eine einmalige Verbindung zwischen Erbrechen und Geschmack, um eine lang anhaltende Aversion auszulösen. Wahrscheinlich erkennen wir im Geruch und Geschmack der erbrochenen Speise einen potenziellen Krankmacher und bilden eine stabile Geschmacksaversion aus. Auch wenn sich später herausstellt, dass die Mahlzeit gar nichts mit dem Erbrechen zu tun hat, bleibt die Abneigung bestehen.

Dieses Phänomen könnte auch der Grund dafür sein, dass Kinder häufig plötzliche Geschmacksaversionen ausbilden. Unter Umständen bringen sie die Mahlzeit, die sie einen Tag vor der schlimmen Halsentzündung oder der Reisekrankheit gegessen haben, unbewusst mit ihrem Unwohlsein in Verbindung. Vielfach bleibt der Ekel vor einem bestimmten Gericht oder einem bestimmten Lebensmittel bis ins Erwachsenenalter bestehen. Häufig haben wir den Grund für das Ekelgefühl auch längst vergessen, das Gefühl an sich bleibt aber bestehen.

Dieser Selbstschutz betrifft im Übrigen nicht nur den Geschmackssinn. Auch Augen und Nase identifizieren Ekelerregendes. »Das Auge isst mit« ist eine alte Küchenweisheit, die jeder Koch beherzigen sollte. Allein der Geruch eines bestimmten Gewürzes oder das Aussehen eines braun gewordenen Apfels kann so abstoßend auf uns wirken, dass wir gar nicht kosten möchten. Appetitlich Angerichtetes dagegen animiert uns zum Essen. Beim Duft unserer Lieblingsspeise läuft uns das Wasser im Munde zusammen. Schon der Geruch reicht aus, um das Hungerzentrum anzuregen und die Produktion von Verdauungssäften wie Speichel und Magensäure zu veranlassen.

Interessanterweise sind sehr selten neutral schmeckende Lebensmittel von Ekelgefühlen betroffen. Kartoffeln, Nudeln oder Brot lösen selten Widerwillen aus. Intensiv schmeckende und riechende Speisen, wie Fisch, gekochte Eier, Knoblauch und auch Alkohol, sind dagegen häufig Aversionsauslöser. Es hängt wohl damit zusammen, dass wir diese Lebensmittel nicht täglich verzehren. Sie lösen bei uns schon während des Essens einen starken Geschmacksreiz aus, der auch beim Erbrechen leichter wiedererkannt wird. Diese Abneigungen sind rein psychisch bedingt und können sehr starken Einfluss auf unser Essverhalten ausüben.

Neben diesen Aversionen, die sich durch unsere individuelle Biographie erklären lassen, haben wir auch ein erblich bedingtes »Ekelpotenzial«. So begegnen wir dunkelfarbigen Speisen, Nahrungsmitteln mit einer schleimigen Konsistenz und stark zerkleinerten und gemischten Speisen, die wir nicht identifizieren können, eher skeptisch. Durch dieses genetische Programm konnten sich bereits unsere Vorfahren vor Ungenießbarem und Suspektem schützen.

Nicht immer muss eine Speisenablehnung auf einmalige Erlebnisse oder auf Vererbung zurückzuführen sein. Bei Allergikern oder Menschen, die an einer Stoffwechselkrankheit leiden, kann sie auch einen Selbstschutz für den Körper bedeuten.

*Harald B. mochte schon als kleines Kind kein Obst. Besonders zum Verzehr süßer Obstsorten war er nicht zu bewegen. Die Obstaversion blieb bis ins Erwachsenenalter nahezu unverändert bestehen, bis ein Zufallsbefund bei einer Leberuntersuchung die Erklärung brachte. Harald B. litt seit seiner Geburt an einer Fruchtzuckerintoleranz, die sich mit Magen-Darm-Beschwerden nach Obstverzehr bemerkbar macht und zu schweren Leberschäden, unter Umständen sogar zum Tod führen kann. Die Aversion von Herrn B. gegen fruktosehaltige Speisen schützte seinen Körper vor schweren Schäden.*

Das Beispiel zeigt, Ekelgefühl kann uns helfen, eventuell krank machende Nahrungsmittel zu meiden.

## »Ich esse gesund« – Ernährungsaufklärung und Werbung

Unser individuelles Ernährungsverhalten ändert sich außerdem laufend durch verschiedene Ernährungsaufklärungsmaßnahmen, Medien und Werbung. Lebensmittelskandale, die Einführung neuartiger Produkte, populärwissenschaftliche Beiträge in Frauenzeitschriften und offizielle Ernährungserziehung verändern immer wieder aufs Neue unsere Einstellung zu bestimmten Nahrungsmitteln und Gerichten.

*Frau M. fühlt sich schon seit längerer Zeit unwohl und sucht einen Arzt auf. Er erklärt ihr, dass ihr Blutdruck zu hoch ist und auch ihr Blutzuckerspiegel über dem Normalbereich liegt. Frau M. erhält Medikamente, und ihr Arzt schickt sie zu einem Diätkurs ihrer Krankenkasse. In diesem Kurs lernt Frau M., wie sie Salz vermeiden kann, worauf sie bei fetthaltigen Speisen achten muss und wie sie mit kohlenhydrathaltigen Nahrungsmitteln umgehen sollte. Nach anfänglichem Zögern ist Frau M. von ihrer neuen Ernährung überzeugt, insbesondere, da sie sich bald besser fühlt und sich auch ihre Blutwerte normalisieren.*

Das körperliche Unwohlsein und die ärztliche Diagnose brachten Frau M. dazu, ihr Essverhalten zu ändern. Verständlicherweise trennt sie sich nicht gern von ihren alten Gewohnheiten, aber ihr Verstand und vielleicht auch die Angst vor Spätfolgen überzeugen sie, bestimmte Speisen zu meiden und Neues auszuprobieren. Erfolgserlebnisse steigern ihre Motivation, und sie gewöhnt sich eine neue Essweise an.

Diese kognitiven Elemente verändern unser Essverhalten immer wieder. Abhängig von unserem Ernährungswissen entscheiden wir uns bewusst für Gemüse und gegen Schokolade. Auch unser schlechtes Gewissen, wenn wir zum Beispiel an Weihnachten über die Stränge schlagen, ist abhängig von diesen kognitiven Überlegungen.

Häufig sind es die Emotionen, wie beispielsweise Angst, in Verbindung mit kognitiven Argumenten, die uns dazu bringen, unser gewohntes Essverhalten aufzugeben. Ein Beispiel

für eine Veränderung, die sowohl durch den Verstand als auch durch Emotionen hervorgerufen wurde, ist die BSE-Problematik. Die Angst, an der Variante der Creutzfeldt-Jakob-Krankheit zu erkranken, und die Tatsache, dass der Krankheitserreger nicht schmeckbar oder fühlbar ist, ließ den Verzehr von Rindfleisch Anfang 2001 in der Bundesrepublik gegen null gehen. Im gleichen Zeitraum stieg dagegen der Verbrauch von exotischen Fleischarten, wie etwa von Straußenfleisch, die für viele Mitteleuropäer sonst nie in Betracht gekommen wären. Einen wichtigen Beitrag zu dieser breiten Verhaltensänderung leisteten die Medien, wie Fernsehen, Zeitschriften und immer mehr auch das Internet, durch zahllose Berichterstattungen.
Die Medien, vor allem das Fernsehen, sind auch Vermittler eines weiteren wichtigen Meinungsbildners in Sachen Ernährung – der Werbung.
Was die Ernährungsberatung, trotz intensiver Bemühungen, oft nicht schafft, zum Beispiel Kinder zum Genuss von Milchprodukten anzuregen, gelingt den Food-Designern der Lebensmittelindustrie.

*Die Entwicklung des Milcherzeugnisses »Fruchtzwerge« der Firma Danone ist ein mustergültiges Beispiel für breite Ernährungsveränderung durch Food-Design und Werbung. Durch Einführung dieses Kindermilchproduktes, eigentlich eine Frischkäsezubereitung, konnte Joghurt auch für Kinder erschlossen werden. »Fruchtzwerge« sind eindeutig auf die Zielgruppen Kinder ab dem Kleinkindalter sowie deren Mütter abgestimmt. Kinder können den »Fruchtzwerg« selbst essen, die Packung ist klein und leicht zu öffnen, der*

*Inhalt tropft und kleckert nicht, er lässt sich leicht schlucken, sieht bunt aus und schmeckt süß. Damit kommt er den Wünschen der Kinder nach einem farbigen Lebensmittel mit süßem Geschmack, das man wie die »Großen« ohne Hilfe selbst aus dem Kühlschrank nehmen und löffeln kann, entgegen. Aber auch Mütter und Väter konnten von diesem Produkt überzeugt werden. Mit Slogans wie »so wertvoll wie ein kleines Steak« und superklugen Fernsehknirpsen verhalf die Werbung den »Fruchtzwergen« zu einem unbestreitbaren »Gesundheitsimage«. Außerdem bleiben durch die kleine Menge pro Becher kaum Reste, und die feste Konsistenz schützt vor verkleckerter Kleidung. Und so kommen wohl fast alle Kinder, mit Ausnahme von Allergikern, wenigstens ab und zu in den Genuss dieses »Designfoods«.*

Die Kombination von Verpackung, Farbe, Geschmack, Konsistenz und Werbung entwickelt unseren Appetit. Das Gesamtkonzept der »Fruchtzwerge« brachte Kinder, auf deren Speiseplan Fruchtjoghurt früher eher selten zu finden war, dazu, sich für ein Milchprodukt zu entscheiden.
Bei der Kreation eines neuen Lebensmittels sind alle Komponenten genau auf eine bestimmte Zielgruppe ausgelegt und entscheidend für den Erfolg des Produktes. Das Lebensmittel wird nicht nur wegen kognitiver Überlegungen (ist gesund) oder aus ökonomischen Gründen (ist preiswert) gekauft, sondern spricht auch emotional an. Die Werbung ist außerdem verantwortlich für das Prestige eines Lebensmittels. So ist es unter jungen Leuten besonders »cool«, die aktuellste Chipssorte zu essen oder neukreierte Disco-

getränke zu trinken. Bei den »Fruchtzwergen« ist sicher das »Gesundheitsimage« mit ausschlaggebend für den Erfolg des Produktes und die »Aufmachung« entscheidend für die Änderung kindlicher Ernährungsgewohnheiten.
Es ist also nicht nur das Lebensmittel an sich, das zum Essen animiert, sondern auch das »Drumherum«, das stimmen muss, damit wir uns auf eine Änderung unseres Ernährungsverhaltens einlassen. Werbung spricht neben dem Verstand vor allem die Gefühlsebene ihrer Zielgruppe an und animiert so leichter zum Ausprobieren als die eher trockenen Slogans wie zum Beispiel: »Trinkt mehr Milch.«

## Von Babybrei, Hummer und Leinsamen – Ernährungsverhalten ist altersabhängig

Essen ist also, wie beschrieben, nicht einfach nur Hungerstillen. Essen ist auch Erziehung, Kultur und Prestige, eigenes Empfinden, Gesundheit und Wissen. Wie stark diese jeweiligen Bereiche unser Essverhalten beeinflussen, ist individuell sehr unterschiedlich und es ist altersabhängig, denn Essen ist auch eine Sache des Alters. Im Laufe unseres Lebens sammeln wir eine Menge Ernährungswissen und Ernährungserfahrungen an. Zu Beginn unseres Lebens sind es die Familie und die Kultur, in die wir hineingeboren werden. Später sind unser soziales Umfeld und unsere ökonomische Situation mit ausschlaggebend dafür, was wir essen.

Dazu kommen individuelle Erfahrungen, beispielsweise durch das Kennenlernen fremdländischer Küchen oder durch die Ausbildung von Aversionen. Auch ernährungsmedizinische Anforderungen oder erworbenes Ernährungswissen beeinflussen mit zunehmendem Alter unsere Essgewohnheiten. Ebenso verändert sich die Gewichtung der einzelnen Einflussfaktoren im Laufe unseres Lebens.
Bei Säuglingen bestimmen rein die biologischen Parameter Hunger und Sättigung das Ernährungsverhalten. Bei Kindern werden dann äußere Einflüsse wie Erziehung, Kultur und Freundeskreis immer wichtiger. Ab dem Erwachsenenalter kommen noch der Wunsch nach Statussymbolen und ökonomische Überlegungen hinzu, außerdem gewinnt die kognitive Richtung mit ihren rationalen und pseudorationalen Überlegungen immer mehr an Bedeutung, während die Stellung der inneren Hungersignale stetig abnimmt. Bei älteren Menschen ist die kognitive Steuerung des Essverhaltens am ausgeprägtesten. Durch Stoffwechselleiden wie Diabetes und Fettstoffwechselstörungen und bei Bluthochdruck wird rational gelenktes Essverhalten wichtig, während das Essen als Prestigeobjekt nicht mehr so entscheidend ist. Statt beispielsweise Hummer als Statussymbol zu genießen, schätzen Ältere eher die Verträglichkeit der Fischmahlzeit. Auch ist eine attraktive Figur weniger bedeutungsvoll.

*Herr K. ist 75 Jahre alt, und sein Tagesablauf sowie seine Mahlzeiten verlaufen nach festen Regeln:*
*Morgens isst Herr K. zwei eingeweichte Pflaumen und Leinsamenbrot, um seine träge Verdauung in Schwung zu bringen. Zu seinem Mittagessen gehört*

*immer ein Teller Suppe und Fleisch. Besonders auf die Suppe möchte er keinesfalls verzichten, da »das schon immer so war«. Fisch mag Herr K. nicht. Seine Augen sind nicht mehr die besten, und er befürchtet, Gräten zu übersehen. Abends isst er nie nach 18 Uhr, da sich späteres Essen mit Magendrücken bemerkbar macht und Herr K. dann nicht mehr schlafen kann. Lebensmittel mit harter oder knackiger Konsistenz verzehrt er nie. Äpfel, Nüsse, Salate, rohes Gemüse und kerniges Vollkornbrot bereiten ihm beim Kauen Schwierigkeiten, da er Probleme mit seinen Zähnen hat.*

Traditionen, alte Gewohnheiten sowie körperliche und gesundheitliche Bedürfnisse stehen besonders bei alten Menschen im Mittelpunkt der Ernährung. Mit zunehmendem Alter steigt darüber hinaus das Ekelempfinden. Während Kleinkinder unter zwei Jahren kaum Ekel empfinden und auch Sand, Erde und Regenwürmer in den Mund nehmen, beginnt mit dem Schulalter eine sehr skeptische Phase. In diesem Alter ist der Geruchssinn gut ausgeprägt, die Kinder haben unter Umständen auch schon Aversionen entwickelt. Mit ansteigendem Alter ekeln wir uns auch zunehmend vor Dingen, die gesellschaftlich abgelehnt werden, zum Beispiel Grashüpfer als Nahrung, oder vor Gerichten, die uns unbekannt sind. In einem bayerischen Altenheim würde Krabbencocktail kaum auf Zustimmung stoßen, da ein Großteil der Bewohner vor den »Würmchen« Ekel empfinden würde. Kulturelle Eigenarten und »alte Gewohnheiten« bleiben besonders im Alter einflussreich. So möchten viele ältere Menschen nicht auf ihre gewohnte Suppe vor dem Mittagessen verzichten. Und auch Weihnachtsplätzchen und Geburtstagskuchen bleiben wichtig und sind oft Auslöser für schöne Erinnerungen. Bedeutend für das Ernährungsverhalten alter Menschen sind außerdem veränderte Geschmacks- und Geruchsempfindungen. Oft sind auch Zahnprobleme für eine Veränderung verantwortlich. Lebensmittel mit weicher Konsistenz werden von älteren Menschen bevorzugt, während Jugendliche es lieber knackig mögen.

# Warum essen wir das, was wir essen

| | |
|---|---|
| Hunger | Mir ist egal, was ich esse, Hauptsache ich werde satt. |
| Geschmack<br>Erziehung | Kirschen esse ich für mein Leben gern.<br>Wenn du nicht brav bist, bekommst du keinen Nachtisch. |
| Kultur | Morgens esse ich niemals Schweinebraten. |
| Tradition | Ohne Plätzchen ist für mich kein Weihnachten. |
| Ökonomische Bedingungen | Ich esse immer in der Kantine, das ist am billigsten. |
| Prestige | Die Gäste empfangen wir mit Champagner und Kaviar. |
| Soziale Gründe<br>Angebotslage<br>Attraktivität | Die Clique trifft sich bei McDonalds. Frische Kirschen gibt es nur im Sommer. Butter ist mir zu fett, ich möchte ja nicht zunehmen. |
| Emotionale Wirkung | Nach diesem Stress gönne ich mir eine Schachtel Pralinen. |
| Ekel | Schnecken kann man doch nicht essen. |
| Angst | Ich habe Angst vor BSE, Rindfleisch esse ich nicht mehr. |
| Krankheit | Wurst darf ich nicht essen, mein Cholesterinspiegel ist zu hoch. |
| Interesse an gesunder Ernährung | Ich esse jeden Morgen ein Müsli, das ist gesund. |
| Pseudowissenschaftlich | Jeden Tag eine Ananas und ich werde schlank, obwohl ich so weiteresse wie bisher. |

*Tabelle nach Pudel/Westenhöfer: Ernährungspsychologie*

Dieser Überblick zeigt, wie unterschiedlich unsere Essmotive sind. Unser Ernährungsverhalten ist eine Mischung aus allen diesen Faktoren, die unterschiedliche Wichtigkeit haben können. So sind Frauen allgemein interessierter an Ernährungsfragen als Männer, Ostdeutsche scheinen mehr Wert auf einen schön gedeckten Tisch und die gute Atmosphäre zu legen, während Westdeutsche eher die Frische der Zutaten und den guten Geschmack der Mahlzeit genießen. Nationale Verzehrstudien und Ernährungsberichte liefern diese Daten, die aus repräsentativen Erhebungen stammen, und zeigen geschlechtliche und regionale Unterschiede. Aber natürlich ist Essen sehr individuell. Je nach unserer Lebenserfahrung überwiegen mal diese oder mal jene Einflussfaktoren. Außerdem sind unsere Auswahlkriterien und unsere Motivation nicht statisch, sondern verändern sich nicht nur je nach Situation im Alltag, sondern auch im Laufe unseres Lebens.

# Wenn der Hunger in der Seele sitzt – Essverhalten als Spiegel unserer Seele

Wann wir essen und was wir essen, ist geprägt von unterschiedlichen Motiven. Sie essen gerade einen Schweinebraten mit Knödel zu Mittag. Die Gründe können sehr unterschiedlich sein, und selten ist nur ein einziger Grund für das Essverhalten verantwortlich, sondern das Zusammenspiel von körperlichen Bedürfnissen, persönlichen Erinnerungen und unbewussten Prägungen ist dafür ausschlaggebend. Die einfachste Erklärung hierfür ist, Sie haben Hunger, und in der Kantine gibt es nichts anderes. Vielleicht haben Sie das Gericht aber auch ausgewählt, weil Sie es gerne essen. Ein Grund dafür könnte sein, dass Sie in Bayern aufgewachsen sind, wo dieses Gericht zum traditionellen Sonntagmittag gehört. Unter Umständen freuten Sie sich als Kind auf jeden Sonntag, weil da die ganze Familie zu Hause war, der Geschmack und der Geruch des Bratens als »Beiwerk« löst angenehme Empfindungen aus. Eventuell galt das Gericht aber auch als Sonntagsgericht, das man sich unter der Woche nicht leisten konnte, und Sie genießen heute die ökonomische Situation, auch an Werktagen Schweinebraten essen zu können. Vielleicht galt Ihre Mutter als »Knödelspezialistin«, die immer sehr gelobt wurde, und Sie waren stolz auf sie. Die Kombination der unterschiedlichsten Gründe könnte für diese wenig spektakuläre Vorliebe sprechen. Womöglich verzehren Sie die anerkannt kalorienhaltige Mahlzeit aber auch mit schlechtem Gewissen, weil sie nicht vereinbar ist mit einer schlanken Figur, sie Ihren Cholesterinspiegel noch weiter in die Höhe treibt oder der letzte Lebensmittelskandal Ihnen den Appetit verdorben hat.

Klar ist, Essen wird von der physiologischen Notwendigkeit, von unserer Umwelt und von unseren Emotionen gelenkt. Im Regelfall verläuft die Regulation problemlos. Haben wir Hunger, essen wir, sind wir satt, hören wir wieder auf. Die Entscheidung für oder gegen bestimmte Nahrungsmittel ist gesellschaftlich, gesundheitlich oder emotional bedingt und prägt somit unser Essverhalten. Ändert sich einer der Faktoren, ändert sich auch unser Verhalten. Verändert sich unser gesellschaftliches Umfeld, zum Beispiel durch einen Umzug, ändert sich auch unser Essverhalten, es passt sich den örtlichen Gegebenheiten an. Ziehen Sie von München nach Hamburg, werden Sie auf ein »Weißwurstfrühstück« mangels Angebot verzichten müssen, dafür werden häufiger Fischgerichte auf Ihrem Speiseplan erscheinen. Einschneidende Veränderungen im Essverhalten bringen Stoffwechselerkrankungen, wie beispielsweise Diabetes, mit sich. Da Diabetiker ihre Kohlenhydratzufuhr kontrollieren müssen, fehlen Süßigkeiten und Alkohol in der täglichen Ernährung, und auch der Mahlzeitenrhythmus ändert sich meist, weg von wenigen großen Mahlzeiten, hin zu vielen kleinen.

Eine entscheidende Veränderung erfährt unser Essverhalten, wenn sich unsere emotionalen Befindlichkeiten ändern.

Gerät die Seele in Not, kann, bei entsprechender Prädisposition, unser Verhalten plötzlich sehr stark von unserer »normalen« Essweise abweichen.
Verschiedene Stresssituationen, die in der Literatur als »Stressoren« bezeichnet werden, können Auslöser für eine psychisch bedingte Veränderung sein. Gesellschaftliche, familiäre und individuelle Prägungen können in Verbindung mit plötzlich auftretenden Stresssituationen zu einem stark veränderten Essverhalten führen. Dieses Verhalten ist in den meisten Fällen nur kurzfristig auf bestimmte Situationen beschränkt und in der Regel ohne gesundheitliche Folgen; es kann aber auch, besonders bei anhaltenden emotionalen Problemen, Krankheitscharakter annehmen.

## Stressesser

Kennen Sie die Situation? Wäscheberge türmen sich vor der Waschmaschine, Bücher müssen heute noch zur Bücherei gebracht werden, Ihr Auto mag das feuchtkalte Wetter nicht und streikt, und Ihre Tochter belegt seit einer halben Stunde das Telefon. Wie gerne möchte man da abschalten, das Chaos hinter sich lassen und nur für sich selbst da sein, sich etwas Gutes tun. Jetzt eine schöne Tasse Kaffee und ein oder zwei Stück Kuchen, da fühlt man sich wieder fit und geliebt. Sicher haben auch Sie schon Ähnliches erlebt. Immer mal wieder gibt es Situationen, in denen man sich überfordert fühlt, »ausgebeutet« oder gehetzt.

Jeder von uns benötigt ein Ventil, um Stress und negative Spannungen abzubauen. Welches Stressventil wir wählen, richtet sich nach unseren Möglichkeiten und nach den Lösungsmodellen, die wir im Laufe unseres Lebens gelernt haben.

Ganz allgemein erhöht Stress, egal ob durch körperliche Arbeit oder durch psychische Belastung ausgelöst, unseren Energiebedarf. Der Blutdruck steigt an, die Herzleistung erhöht sich, der Muskeltonus steigt, und Energiereserven werden mobilisiert. Das löst Hunger in uns aus. Haben wir außerdem in unserer Biographie gelernt, dass Essen Belohnung oder Trost bedeutet, werden wir in Stresssituationen nach Essbarem greifen. Kuchen, Schokolade oder Wurstbrot trösten uns scheinbar und stillen momentan unser Bedürfnis nach Anerkennung und Zuwendung. Wir kompensieren das Gefühl der Überforderung also durch Essen. Dieses Verhalten wird daher auch als »kompensatorisches Essen« bezeichnet. Häufig sind es sogenannte »Snacks«, die uns als kleine Belohnung nebenher dienen. Sie sind ohne großen Aufwand zu bekommen, halten uns nur kurz auf, in stressigen Momenten herrscht ja meist Zeitmangel, und scheinen uns zu befriedigen. Zahlreiche Stressesser haben immer einen kleinen »Trost« in Reserve. So finden sich in vielen Schreibtischschubladen eine Tüte Gummibärchen, einige Knusperriegel oder eine Tüte Chips, die bei großem Stress als Seelentröster dienen. Der Vorteil dieser kleinen Zwischenmahlzeiten ist, dass sie auch gesellschaftlich anerkannt sind. Kaum ein Chef hat etwas gegen einen Müsliriegel oder ein Stück Schokolade zwischendurch, ein halbstündiger Dauerlauf oder 15 Minuten autogenes Trai-

ning während der Arbeitszeit ist in der Realität jedoch kaum zu verwirklichen.
Aber nicht nur die kleine Ermunterung während des Tages, sondern auch ein abendlicher Restaurantbesuch ist ein Lichtblick für viele Stressgeplagte.

*Herr M. hat seit Tagen Ärger im Büro, ein Kollege ist krank, der Auftrag läuft nicht so, wie er soll, und der Chef setzt ihn unter Termindruck. Heute nimmt sich Herr M. eine Auszeit. Nach der Arbeit trifft er sich mit Freunden beim »Nobel-Italiener«, genießt ein luxuriöses Essen und die angenehme Atmosphäre und versucht, nicht ans Büro zu denken. Er hat den Eindruck, bei all dem Stress in der letzten Zeit hat er sich diesen Abend verdient.*

Auch Herr M. ist ein Stressesser. Anders jedoch als in den oben genannten Fällen spielen bei ihm neben dem Essen auch die Atmosphäre und der ökonomische Status eine Rolle. Nicht allein Pizza und Pasta lassen ihn den Alltag vergessen, sondern auch das Bewusstsein, er kann sich dank seiner Arbeit ein teures Restaurant leisten, der Stress lohnt sich also. Schulabschlussfeiern oder Geschäftsessen haben häufig diesen »Belohnungscharakter«. Die überstandene oder noch bestehende außergewöhnliche Belastung soll mit einem Essen honoriert werden. Diese Art der Stressbewältigung ist stark soziokulturell geprägt. Schon von Kindesbeinen an werden außergewöhnliche Belastungen mit außergewöhnlichem Essen belohnt. So ist der Besuch einer Eisdiele am Zeugnistag oder der Hamburger bei McDonald's nach dem Zahnarzttermin eine gängige Art, besondere

Anstrengungen anzuerkennen. Diese Art der Belohnung findet sich auch in traditionellen Festen wie etwa dem Erntedankfest. Nach der harten Arbeit der Ernte, die auch noch heute je nach Witterungsbedingungen unter großem Zeitdruck stattfinden muss, belohnen sich Landwirte und ihre Familien mit Festessen und Tanz.
Stressbedingtes Essen bleibt so lange ohne gesundheitliche Folgen, solange wir uns nur kurzzeitig emotional überlastet fühlen und Stresssituationen nicht die Regel werden. Gesundheitliche Probleme können bei Stressessern dann entstehen, wenn der Druck zu groß wird und Dauerbelastung oder ständige Überforderung auch eine ständige Kompensation erforderlich macht.

*Frau L. ist Kassiererin in einem großen Supermarkt. Nach Anbau eines neuen Parkplatzes vor einem halben Jahr hat sich die Kundenzahl fast verdoppelt, und vor den Kassen bilden sich oft lange Schlangen. Frau L. hat kaum Zeit, von ihrer Kasse aufzublicken. Außerdem muss sie sich immer wieder mit verärgerten Kunden abmühen, die wegen der langen Wartezeiten ungehalten sind. Frau L. ist ständig unter Druck und hasst ihren Job. Einziger Lichtblick ist die Schachtel Pralinen unter dem Kassentisch, zu der sie immer wieder greift. Im Schnitt belohnt sich Frau L. mit zwei Schachteln am Tag. Das schlechte Gewissen wegen der vielen Kalorien und der Frust über die zwei Kilo, die sie im letzten halben Jahr zugenommen hat, vergrößern ihren seelischen Stress jedoch eher noch mehr, als ihr die Pralinen Befriedigung bringen.*

Ersetzt Essen Liebe, Zuwendung und Trost und bewegen wir uns zu wenig oder fehlt uns körperliche Arbeit, besteht zwangsläufig die Gefahr von Übergewicht. Man spricht auch von einer positiven Energiebilanz: Wir nehmen mehr Kalorien zu uns, als wir verbrauchen. Nun passen jedoch Übergewichtige nicht in das geltende Schönheitsideal, was besonders bei Frauen, aber auch bei immer mehr Männern zu psychischen Problemen führt. Wie bereits oben erwähnt, können Minderwertigkeitskomplexe entstehen, da sich dicke Menschen unattraktiv und sozial geächtet fühlen. Depressionen oder andere psychische Auffälligkeiten entstehen häufig erst aufgrund der »unmodernen« Körperstatur. Der psychosoziale Leidensdruck kann so hoch werden, dass unter Umständen massive Essstörungen entstehen.

## Bulimia nervosa

Das charakteristische Merkmal dieser Essstörung, die auch Esssucht genannt wird, ist ein regelmäßiger zwanghafter Essanfall, in dem in kurzer Zeit – etwa zwei Stunden – extrem hohe Kalorienmengen verzehrt werden. Durch selbst ausgelöstes Erbrechen oder den Missbrauch von Abführmitteln versuchen Bulimiker, dem dick machenden Effekt ihrer Essattacken entgegenzusteuern. Kennzeichen dieser Essanfälle ist, dass nicht aus Hunger oder Appetit gegessen wird, sondern dass eine generelle Gier nach Essen besteht. Während einer Attacke stopfen Esssüchtige alles Essbare in sich hinein, ohne auf Geschmack einzelner Speisen oder auf Appetitlichkeit oder Esskultur zu achten.

*Entscheidende Merkmale der Bulimia nervosa*

| | |
|---|---|
| Unwiderstehliche, zwanghafte Gier nach Nahrungsmitteln | Frau Y. kann nachts nicht schlafen, sie muss unbedingt etwas essen. |
| Regelmäßig wiederkehrende Essanfälle, bei denen in kurzer Zeit eine hohe Energiemenge aufgenommen wird | Zwei- bis dreimal in der Woche isst sie in zwei Stunden zum Beispiel 2 Stücke Kuchen, 2 Wurstbrote, 4 Schokoriegel, 1 Dose Ravioli (kalt), 1 Familienpackung Eis, 3 Becher Schokopudding und ein halbes gegrilltes Hähnchen (kalt). |
| Kontrollverlust während einer Essattacke | Ohne auf den Geschmack zu achten, verschlingt Frau Y. alles, was sich im Kühlschrank findet. Sie hat den Eindruck, einfach nicht vorher aufhören zu können. |
| Überzogene Kompensation, um die dick machenden Effekte der Essattacken zu vermeiden | Nach jedem Anfall erbricht Frau Y. einen großen Teil der Nahrung wieder, indem sie mit der Hand selbst den Würgereflex auslöst. Täglich nimmt sie Abführmittel und Appetitzügler. Häufig legt sie strenge Fastentage ein. |
| Psychopathologische Auffälligkeit | Frau Y. hat eine krankhafte Furcht vor dem Dickwerden. Sie beschäftigt sich laufend mit Essen. Sie bewertet sich selbst nur über ihre Figur und über ihr Gewicht, wobei sie ständig unzufrieden mit sich ist. |

*Nach WHO, 1993:*
*Internationale Klassifikation psychischer Störungen*

Vermutlich leiden etwa 2,4% der Bundesbürger an Bulimia nervosa. Einzelne Symptome eines so gestörten Essverhaltens sind aber wahrscheinlich sehr viel weiter verbreitet. Einige Untersuchungen gehen sogar davon aus, dass sich bei bis zu 20% der Bevölkerung ein oder mehrere Symptome bulimisch gestörten Essverhaltens diagnostizieren lassen. Da Bulimiker häufig normalgewichtig sind und ständig versuchen, ihre Essattacken sowie das darauffolgende Erbrechen zu verheimlichen, bleibt die Krankheit oft lange unbemerkt.

## Übergewicht und Adipositas

Vielen übergewichtigen Menschen wird immer wieder vorgeworfen, dass ihre Körperstatur und ihr Ernährungsverhalten mit bestimmten Persönlichkeitsmerkmalen verbunden sind.

Übergewicht wird heute definiert mit Hilfe des sogenannten *BMI (Body Mass Index)*:

Gewicht in kg/(Körpergröße in m$^2$)

Dabei werden folgende Klassen unterschieden:

| | |
|---|---|
| Untergewicht | BMI unter 20 kg/m$^2$ |
| Normalgewicht | BMI 20–24,9 kg/m$^2$ |
| Übergewicht | BMI 25–29,9 kg/m$^2$ |
| Adipositas | BMI 30–39,9 kg/m$^2$ |
| extreme Adipositas | BMI über 40 kg/m$^2$ |

Insbesondere das »kompensatorische Essen« in emotionalen und psychischen Stresssituationen wird Übergewichtigen immer wieder zur Last gelegt. Dieser generelle Zusammenhang konnte aber bis heute nicht bestätigt werden. Natürlich ist es möglich, dass Übergewicht seinen Ursprung in emotionalen Problemen hat, aber das gilt nicht generell. Der Grund für Übergewicht kann sehr unterschiedlich sein. Und so werden heute genetische Veranlagungen ebenso diskutiert wie die Lebensweise (zu wenig körperliche Bewegung), die Essgewohnheiten (der Teller muss immer leer gegessen werden) oder die Lebensmittelauswahl (zu fett, zu wenig ballaststoffhaltig). Aber auch ein ständig gezügeltes Essverhalten, das überwiegend kognitiv geleitet wird und die inneren Signale von Hunger und Sattheit überhört, kann Übergewicht verursachen. Denn genau dieses gezügelte Essen kann zu andauerndem Frust und zu »Stressessen« führen. Ein Teufelskreis zwischen gezügeltem und übermäßigem Essen beginnt, der den gefürchteten »Jo-Jo-Effekt« auslöst. Dieser Effekt wird vor allem durch radikale Diäten hervorgerufen, wobei die Betroffenen ständig zwischen Abnehmen und Zunehmen hin- und herpendeln. Meist sind sie am Ende des »Jo-Jos« deutlich übergewichtiger und haben das Gefühl, versagt zu haben. Emotionale Probleme können entstehen, die nicht der Grund, sondern die Folge der ungeliebten Körperstatur sind. Wir können bis heute nicht mit Sicherheit sagen, warum manche Menschen ein Leben lang mit Übergewicht kämpfen, während andere jahrzehntelang normalgewichtig sind. Eine bestimmte Persönlichkeitsstruktur steht, nach aktuellem Erkenntnisstand, jedenfalls nicht dahinter.

# Stresshungerer

Mit einem gänzlich anderen Essverhalten reagieren Stresshungerer auf seelisch belastende Situationen. Dieser Esstyp kompensiert Stresssituationen durch Hungern. »Ihm ist der Ärger auf den Magen geschlagen«, sagt der Volksmund. Aber nicht nur Ärger, sondern auch besonders aufregende oder belastende Situationen lassen uns den Appetit verlieren. Wer kann zum Beispiel eine halbe Stunde vor der eigenen Hochzeit an Essen denken? Wer genießt einen Tag vor der Abschlussprüfung ein 3-Sterne-Menü? Wer hat nach einer heftigen Auseinandersetzung mit dem Nachbarn Lust auf einen gemütlichen Grillabend? Welcher frischgebackene Vater freut sich auf Pizza, wenn er zum ersten Mal sein Baby auf dem Arm hält? Emotionale Aufregungen und Essen passen in bestimmten Momenten einfach nicht zusammen.

Viele Menschen, die bei Stress unter Appetitlosigkeit leiden, kennen dieses Phänomen seit frühester Kindheit. Besonders Kinder reagieren auf Stress und große Anspannung mit Nahrungsverweigerung oder Appetitlosigkeit. Sie bekommen »keinen Bissen hinunter«. Gibt es etwa Ärger in der Schule, verweigern viele das Frühstück. Sie sind zu aufgeregt oder zu ängstlich, um etwas essen zu können. Viele Kinder erbrechen außerdem bei stark belastenden Situationen – eine typisch psychosomatische Erscheinung. Dieses Erbrechen ruft beim Kind Ekel hervor, der als eine Art negative Verstärkung verstanden werden kann. Erwachsene, die im Kindesalter während belastender Situationen erbrochen haben, werden auch jetzt noch bei seelischer Belastung

Essen vermeiden. Im Unterbewusstsein ekeln sie sich vor dem möglichen Erbrechen.
Nicht nur physischer Stress lässt uns hungern, auch wenn unser körperliches Abwehrsystem überlastet ist, reagieren wir mit Appetitlosigkeit. So fühlen wir uns während einer Grippe oft so elend, dass wir am liebsten nichts essen möchten. Besonders im Kindesalter ist fehlender Appetit häufig das erste Krankheitsanzeichen. So haben Kinder oft schon eine Woche bevor sie beispielsweise Windpocken bekommen keinen rechten Hunger. Das Hungerzentrum reagiert also bereits, obwohl die Krankheit noch gar nicht ausgebrochen ist.
Nicht immer kann man genau zwischen Stressessern und Stresshungerern unterscheiden. Genauso wie wir in manchen Situationen mehr zu Hunger neigen, gibt es Situationen, in denen uns »der Hals wie zugeschnürt« ist und uns »der Appetit vergeht«.

*Silvia T. hat unglaublichen Stress im Büro, der Jahresabschluss steht vor der Tür, und sie kommt schon seit Tagen spät nach Hause. Diese außerordentliche Belastung schlägt sich deutlich in ihrem Schokoladenkonsum nieder, jeden Tag »braucht« sie eine ganze Tafel. Heute freut sie sich auf zu Hause, ihr Mann hat versprochen, Pizza zu machen, und sie versucht pünktlich zu sein. Im Treppenhaus trifft sie auf die Hausmeisterin, die eine große Szene macht, weil Silvias Kinder angeblich das ganze Haus verschmutzt hätten. Schnell kommt es zu einer Grundsatzdiskussion über berufstätige Mütter, und Silvia T. ärgert sich sehr. Als sie endlich die Wohnungstür hinter sich zumacht, ist ihr der Appetit auf die Pizza vollkommen vergangen. Allein der Gedanke an Essen bereitet ihr Übelkeit.*

Warum wir einmal mehr mit Hunger und einmal mehr mit Appetitlosigkeit reagieren, ist nicht ganz geklärt. Auf der einen Seite ist durch die erhöhte Adrenalinausschüttung der Magen-Darm-Trakt weniger beansprucht, das heißt die Verdauungsleistung sinkt und unmittelbar besteht kein Hunger. Er wird erst als Folge des erhöhten Energieverbrauchs ausgelöst. Außerdem kann auch akuter Zeitmangel ein Grund für dieses Stresssymptom sein. In starken Stresssituationen hat man schlichtweg keine Zeit für Essen, man denkt gar nicht daran. Unter Umständen liegt es auch an der jeweiligen Situation oder auch an den Nahrungsmitteln, die uns zur Verfügung stehen. Vielleicht hätte Silvia T. nach dem Streit mit der Hausmeisterin einen Schokoriegel gegessen, sie kann ihn schnell essen, während sie aufgeregt in der Wohnung herumgeht und ihrem Mann von dem unerfreulichen Zusammentreffen erzählt. Möglicherweise isst sie auch, nachdem sie ihrem Ärger Luft gemacht hat, viel mehr Pizza als gewöhnlich, vielleicht will sie aber auch gar nichts mehr essen und reagiert sich bei einer Joggingrunde ab. Jede Handlungsweise ist denkbar. Wahrscheinlich reagieren wir, je nachdem wie wir es in unserer Biographie gelernt haben und je nachdem, welche Nahrungsmittel uns zur Verfügung stehen, mit mehr oder weniger Appetit.
In der Regel ist eine stressbedingte Appetitlosigkeit ein kurzzeitiges Phänomen, das abklingt, wenn die belastende Situation verschwindet. Es scheint aber auch seelische Zustände zu geben, in denen Menschen das Hungern absichtlich herbeiführen.

# Fasten

Ein absichtlich herbeigeführtes Hungern ist das Fasten. Es hat nichts mit Stress und selten etwas mit Krankheit zu tun. Auslöser ist aber fast immer eine seelische Befindlichkeit, die uns, trotz vorhandenen Essens, hungern lässt.

Selbstauferlegtes Fasten wird meist als seelische und körperliche Reinigung verstanden. Zwar wird bei schwerem Übergewicht (schwerer Adipositas), insbesondere wenn ernste gesundheitliche Folgen drohen, kurzzeitiges Fasten unter ärztlicher Aufsicht durchaus als Mittel der Wahl angesehen, überwiegend aber sind die Motive religiösen oder weltanschaulichen Ursprungs.

So findet sich das Fasten in vielen Kulturen als Zeichen der Sühne, als persönliches Opfer oder als Zeichen der Askese. Häufig ist das Fasten an bestimmte Zeiten gebunden: Im Islam ist es der 9. Monat im Jahr, der sogenannte Ramadan, in der katholischen Kirche gilt die Zeit zwischen Aschermittwoch und Ostern als Fastenzeit. Kollektives Fasten ist häufig an Regeln gebunden, so wird im Islam nur von Sonnenaufgang bis Sonnenuntergang gefastet, für Katholiken gilt das »Abstinenzgebot«, das den Verzicht von Fleischspeisen vorschreibt.

Fastenwunder und »Bewusstseinserweiterungen« durch totales Fasten, wie sie schon in historischer Literatur beschrieben werden, sind auf den sogenannten Fastenstoffwechsel zurückzuführen. Das Gehirn erhält seine notwendige Energie in den ersten Fastentagen aus dem Abbau von Körpereiweiß und lernt nach etwa zehn Tagen, Energie aus den Ketonkörpern, die beim Fettabbau entstehen, zu gewinnen.

In Fastenversuchen aus den 30er und 50er Jahren des 20. Jahrhunderts berichten die Versuchspersonen in der Anfangsphase des Fastens von psychischem Wohlbefinden. Sie schienen sich geistig reger zu fühlen. Bei länger anhaltendem Fasten dagegen wird von abnormen Sinneswahrnehmungen und Defiziten in der Konzentrations- und Denkfähigkeit berichtet. So hatten die Fastenden Probleme beim Addieren von Zahlen und beim Erkennen komplexerer Zusammenhänge. Entstehende Depressionen und die ständige gedankliche Beschäftigung mit dem Essen wurden von den Hungernden als sehr belastend empfunden.
Gewollter Hunger und totale Fastenperioden sind in der Regel nur von begrenzter Dauer. Werden Nahrungsreduktion und Hunger jedoch zum Lebensprinzip, so muss man von einer schweren Essstörung ausgehen.

## Anorexia nervosa

Eine der schwersten Essstörungen, die unbehandelt zum Tod führen kann, ist die Magersucht oder Anorexia nervosa. Dabei handelt es sich um selbstauferlegtes Hungern, das über einen längeren Zeitraum (sechs Monate und mehr) verfolgt wird. Verschiedentlich sprechen Experten auch von einem extrem stark gezügelten Essen. Überwiegend sind von der Magersucht Mädchen und junge Frauen betroffen (der Anteil der jungen Männer liegt bei etwa 5 %). Obwohl sie deutlich untergewichtig sind, haben Magersüchtige eine krankhaft übersteigerte Angst vor dem Zunehmen. Sie sehen

sich selbst in einem verzerrten Bild. Magersüchtige meinen immer, zu dick zu sein, und ihr gestörtes Selbstbild motiviert sie fortwährend von neuem, ihre Essmenge weiter zu reduzieren.
Die Gründe für eine Magersucht sind in der Regel seelischer Natur, da Ärzte körperliche Ursachen meist nicht nachweisen können (eine Ausnahme ist z. B. eine durch einen Hirntumor hervorgerufene Anorexie). Psychiater gehen von einigen typischen Persönlichkeitsmerkmalen aus. Anorexia-nervosa-Patientinnen scheinen in der Kindheit besonders gehorsam und gewissenhaft, oft auch zwanghaft, in jedem Fall aber überaus angepasst zu sein. Auffallend ist, dass sie schlecht mit Konfliktsituationen umgehen können. Es scheint ihnen eine eigenständige psychische Identität zu fehlen, was dazu führt, dass in den kritischen Phasen der Persönlichkeitsentwicklung, etwa während der Pubertät, schwere Probleme entstehen. Obwohl die Mädchen in der Regel sehr intelligent und häufig sehr gut in der Schule sind, haben sie selbst immer das Gefühl, nichts beeinflussen oder nichts ausrichten zu können. Psychologen meinen schon in früher Kindheit Essensauffälligkeiten feststellen zu können, so zum Beispiel abnorme Nahrungsvorlieben und Essensverweigerung, Nägelkauen und Verdauungsstörungen. Warum es zum Ausbruch der Krankheit kommt, wird unterschiedlich diskutiert. Unter Umständen haben die betroffenen Mädchen Angst, erwachsen zu werden, und lehnen die Veränderung ihres Körpers hin zu fraulichen Formen ab. Vielleicht ist aber auch ein tiefverwurzelter Minderwertigkeitskomplex, verbunden mit dem Wunsch, allen zeigen zu wollen, wie gut man sich unter Kontrolle hat, für die Entstehung des Krankheitsbildes mitverantwortlich. Die Aufmerk-

samkeit, die sie durch ihr Hungern in der Familie erhalten, erleben die jungen Frauen als positiv, da sie es schaffen, sich trotz ihrer »Minderwertigkeit« gegen ihre Eltern durchzusetzen. In jedem Fall scheint sich die Anorexia nervosa in Phasen der Veränderung, zum Beispiel während der Pubertät, nach einem Wohnortwechsel oder bei einer Scheidung der Eltern, zu manifestieren.

Die Folgen der Krankheit aus psychischer Sicht sind Depressionen, soziale Isolierung und Suizidgefahr. Körperliche Folgeerscheinungen sind Absinken der Körpertemperatur, niedriger Blutdruck, verlangsamter Puls, vermehrte Flaumbehaarung und Ausbleiben der Regelblutung. Trotz des oft lebensbedrohlich niedrigen Körpergewichtes fehlt den Betroffenen jedes Krankheitsbewusstsein. Eine Therapie ist daher oft sehr schwierig.

## *Kennzeichen einer Anorexia nervosa*

| | |
|---|---|
| Auffallendes Untergewicht mit einem BMI von 17,5 oder weniger | Die 17-jährige Marion ist 1,70 m groß und im letzten Jahr von 59 kg auf knapp 50 kg abgemagert. |
| Der Gewichtsverlust ist selbst herbeigeführt | Marion vermeidet alle Speisen mit vielen Kalorien, zum Beispiel: Eis, Schokolade, Fleisch, Gebäck, Brot (außer Knäckebrot), jede Art von Soßen, Wurst (außer magerem Schinken), fettere Käsesorten, Butter, Sahne usw. Sie hungert bewusst. Sie bevorzugt Kaugummi, Blattsalat, Knäckebrot und Salzcracker, Lightprodukte, vor allem -getränke. Marion isst lieber allein. Mahlzeiten aus einer Scheibe Knäckebrot und einer Scheibe Lachsschinken »zelebriert« sie und braucht dabei oft bis zu einer Stunde. Muss Marion am Familientisch mitessen, versucht sie anschließend durch selbst induziertes Erbrechen und 45 Minuten Aerobic die »überflüssigen« Kalorien wieder loszuwerden. Regelmäßig nimmt Marion Abführmittel und Entwässerungstabletten. |
| Störungen in der eigenen Körperwahrnehmung | Marion fühlt sich immer noch zu dick. Wenn sie in den Spiegel sieht, glaubt sie ihre Oberschenkel seien zu umfangreich und ihre Hüften zu breit, sie will unbedingt noch weiter abnehmen. Ihre Wertigkeit definiert sie ausschließlich über ihre Figur. |
| Endokrine Störungen | Schon seit Monaten bleibt bei Marion die Regelblutung aus (Amenorrhö). |

*Nach WHO, 1993*

Bei einigen Anorexia-nervosa-Patientinnen fehlen aktive Maßnahmen zur Gewichtsreduktion. Sie treiben weder exzessiv Sport, noch erbrechen sie oder nehmen Tabletten. Meist ist es ihr Umfeld, das ihnen die Gelegenheit bietet, allein durch streng asketisches Verhalten extrem untergewichtig zu bleiben. So lassen sie etwa regelmäßig Mahlzeiten aus oder essen nur kleine Mengen, ohne dass dabei Familie oder Freunde Notiz davon nehmen.
Die Weltgesundheitsorganisation WHO unterscheidet daher auch zwischen zwei Untergruppen der Anorexia nervosa:
Bei der *bulimischen Form* erleben die jungen Frauen Heißhungerattacken, die sie durch Erbrechen, Abführen oder verschiedene Medikamente auszugleichen versuchen.
Fehlen diese aktiven Maßnahmen zur Gewichtsreduktion, so spricht man von der *restriktiven Form* der Anorexie. Die Mädchen versuchen rein durch Hungern und asketisches Verhalten ihr Körpergewicht zu reduzieren.
Im oft jahrelangen Krankheitsverlauf der Anorexia nervosa können diese beiden Unterformen, je nach Lebenssituation der Patientin, immer wieder abwechseln.

## Essen aus Langeweile oder Einsamkeit

*Seit Wochen schon hat Frau A. nichts mehr unternommen. Sie hat auch zu gar nichts richtig Lust. Seit die Kinder aus dem Haus sind, hat sie den Eindruck, keine rechte Aufgabe mehr zu haben. Sie verbringt mehrere Stunden des Tages vor dem Fernseher. Da ihr Mann erst abends nach Hause kommt, »lohnt« sich auch das Kochen nicht. Häufig nimmt sie sich beim Metzger oder Bäcker irgendeinen Imbiss mit. Vor dem Fernseher oder zwischendurch während der Hausarbeit isst sie eher unbewusst: Schokolade, Nüsse, Obst, Kuchen, Wurst mit und ohne Brot, Bonbons, Knabbergebäck. Eigentlich hat Frau A. nie richtig Hunger und sie ist auch nie richtig satt.*

Frau A. isst überwiegend unbewusst. Würde man sie fragen, würde sie sicher behaupten, eher wenig zu essen. Die meisten Mahlzeiten, die sie zu sich nimmt, sind kleine Zwischenmahlzeiten oder Naschereien. Vor dem Fernsehen oder beim Kreuzworträtsellösen isst sie gedankenlos, ohne auf die Menge, auf Hunger oder Signale von Sattheit zu achten. Da sie tagsüber alleine ist, verzichtet sie auf richtige Hauptmahlzeiten, es macht ihr keinen Spaß, alleine am Tisch zu sitzen.

Vor allem Menschen mit wenig sozialen oder familiären Kontakten essen auf diese Art. Dabei gibt es durchaus Gemeinsamkeiten zwischen unterschiedlichen Altersgruppen und verschiedenen sozialen Schichten: Genau wie die verwitwete Rentnerin isst der alleinstehende Sachbearbeiter

überwiegend allein. Beide essen vielleicht am Wochenende mit der Familie oder mit Freunden, im Alltag aber nehmen sie ihre Mahlzeiten ohne Gesellschaft zu sich. Genau wie die junge Mutter, die plötzlich mit ihrem Säugling den ganzen Tag allein zu Hause ist, hat auch der Student keine Lust, nur für sich zu kochen. Gegessen wird, was bereits fertig zubereitet ist, was wenig Mühe macht und oft auch was wenig Geschirr braucht. Vielfach essen Alleinstehende vor dem Fernseher oder während des Lesens. Sie essen also unbewusst, und auch die Zusammensetzung der Mahlzeiten ist häufig einseitig. So steht Salat bei vielen Singles eher selten auf dem Programm, da ein ganzer Kopfsalat zu viel ist und die Mühe des Waschens und Zubereitens gescheut wird.
Empfinden Alleinstehende ihre Lebenssituation als belastend oder kommen Einsamkeit, Frust, Trauer oder Langeweile hinzu, besteht die Gefahr, dass sie, wie Stresshungerer, überhaupt keine Lust mehr zum Essen haben, oder sie, ähnlich wie Stressesser, Trost und Zuwendung im Essen suchen. Schon unsere Großmütter sprachen da gerne von »Kummerspeck«. Besonders in den Industrieländern, in denen Nahrungsmittel immer und überall zu haben sind und soziale Vereinsamung immer mehr um sich greift, ist ein Essverhalten, das durch Einsamkeit oder Langeweile bestimmt wird, immer häufiger zu finden.
Auch bei diesem Essverhalten besteht die Gefahr ernsthafter Ernährungsstörungen. Neben Über- bzw. Untergewicht sind vor allem Mangelerscheinungen, die durch einseitige Ernährung entstehen, problematisch. Bei Menschen, die aus Einsamkeit oder Langeweile essen, ist auch eine ganz neu beschriebene Essstörung denkbar, die »Binge eating disorder« (binge = Gelage).

# Binge eating disorder (BED)

Diese »neue« Essstörung ähnelt sehr stark der Bulimia nervosa. Auch hier leiden die Betroffenen unter Essanfällen, die sie nicht kontrollieren können. Aber im Gegensatz zu den Bulimie-Erkrankten fehlt den BED-Patienten das Kompensationsverhalten. Sie erbrechen also nicht oder führen ab, um Auswirkungen dieser Anfälle auf die Figur zu vermeiden. Die Folge ist, dass Binge-eating-disorder-Erkrankte oft sehr stark übergewichtig sind. Schätzungen zufolge sind etwa 10 % aller Übergewichtigen von der Binge eating disorder betroffen.

## *Wichtigste Merkmale der Binge eating disorder*

| | |
|---|---|
| **Regelmäßige zwanghafte Essanfälle** | Doris B. hat zwei- bis dreimal die Woche einen Essanfall. Sie verschlingt dabei innerhalb von 2 bis 3 Stunden sehr schnell große Nahrungsmengen: z. B. 2 Stück Sahnetorte, 4 Berliner, 2 Hamburger, 1 Tafel Schokolade, 1 l Cola usw. |
| **Kontrollverlust über das eigene Essverhalten** | Doris fühlt sich dem Essanfall ausgeliefert, sie kann nicht aufhören, bevor sie sich unangenehm voll fühlt. Doris isst kaum in Gesellschaft, sondern überwiegend allein. Es ist ihr peinlich, wie viel sie isst, und hat bei jeder Mahlzeit Angst, die Kontrolle zu verlieren. |
| **Seelische Folgeerscheinungen** | Doris ist wegen dieser Anfälle sehr verzweifelt, fühlt sich schuldig und ekelt sich vor sich selbst. |
| **Kein Kompensationsverhalten** | Doris erbricht nicht nach dem Anfall und kompensiert auch durch kein anderes Verhalten ihre Essanfälle. |

*Nach American Psychiatric Association, 1994*

# Zusammenfassung

Die verschiedenen Essstörungen zeigen uns, dass eine feste Beziehung zwischen unserem Essverhalten und unserer Psyche besteht. Bulimie, Anorexia nervosa oder BED sind Essstörungen, die in der Regel nicht auf körperliche, sondern auf schwere psychische Probleme hindeuten und immer der Behandlung durch einen Spezialisten bedürfen.

Natürlich entwickelt nicht jeder Stressgeplagte eine Essstörung, nicht jedes junge Mädchen, das unzufrieden mit seiner Figur ist, wird magersüchtig, und nicht jeder Übergewichtige leidet unter Essanfällen. Warum manche Menschen »entgleisen«, können wir noch nicht eindeutig erklären. Genauso wenig wie wir wissen, warum manche Menschen es schaffen, über Jahrzehnte hinweg ihr Gewicht trotz »Stressessen« zu halten, und andere Menschen ihr Leben lang einen Kampf mit der Waage führen, obwohl sie vielleicht kaum seelischen Belastungen ausgesetzt sind. Es scheint keine bestimmten Persönlichkeitsmerkmale zu geben, die auf alle Übergewichtigen oder alle Schlanken zutreffen. Wahrscheinlich ist eine Kombination von Genen, Erziehung und eigenem Verhalten daran »schuld«, wie wir essen, wann wir essen und warum wir essen.

Sicher ist aber, dass für jeden von uns Essen immer auch Ausdruck unserer psychischen Befindlichkeit ist. Egal, ob wir ein Fest feiern, Liebeskummer haben, die Arbeit uns über den Kopf wächst, wir als gläubige Christen der Auferstehung gedenken oder einen erfolgreichen Tag krönen möchten. Immer ist es auch das Essen, das unsere seelische

Verfassung symbolisiert. Und wir machen wohl fast alle von Zeit zu Zeit und ganz unbewusst durch unsere Ernährung unsere Gefühle sichtbar.

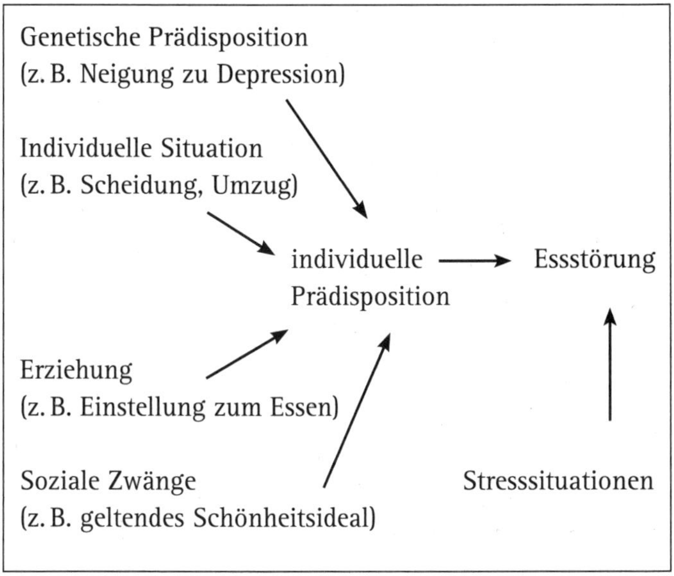


*Abb. 2: Überblick über die Entstehung von Essstörungen*

# Essen hält Leib und Seele zusammen – Inhaltsstoffe für Körper und Geist

Frust und Lust, Trost und Gemeinschaft, Lebensfreude und Ablenkung. Essen ist ein Spiegel unserer Seele. Wie unsere Stimme, unsere Bewegungen oder unsere Mimik ist unser Essverhalten immer auch Ausdruck unserer Emotionen.

Doch welche Bedeutung kommt dem einzelnen Lebensmittel in diesem Zusammenspiel von Essen und Psyche zu? Sind für unsere Seele nur die Situation, in der wir essen, und das Aussehen und der Geschmack von Bedeutung, oder sind es auch die Inhaltsstoffe? Ist es möglich, unsere psychische Befindlichkeit durch bestimmte Lebensmittel zu beeinflussen?

# Lebensmittel – Mittel für das Leben

Noch nie hatten wir so eingehende Kenntnisse über die Zusammensetzung unserer Nahrung wie heute. Nicht nur Experten wissen derzeit um Energiegehalt und Inhaltsstoffe unseres Essens, sondern auch für den »Otto Normalverbraucher« sind Kalorien, Kohlenhydrate oder Vitamine keine Fremdworte mehr.

»Schokolade macht dick!«, »Von Bonbons bekommt man schlechte Zähne« und »Bei Grippe Vitamin C!« sind Schlagworte, die bereits unsere Kindergartenkinder kennen. Die physiologische Bedeutung einzelner Lebensmittel als reine Sattmacher ist in unserer modernen Überflussgesellschaft dagegen nur noch von untergeordneter Bedeutung. Kaum ein Lebensmittel hat heute mehr »Überlebenscharakter«. Vielleicht haben ja auch Sie sich schon von Ihren Kindern fragen lassen müssen, warum wir bitten: »Unser täglich Brot gib uns heute.« Wir könnten doch auch gut von Pizza und Spaghetti leben. Vielmehr steht heute die gesundheitliche Bedeutung im Vordergrund. So essen wir Joghurt, weil er gut für unseren Darm ist, Salat, um Kalorien zu sparen, und Müsli, damit unser Cholesterinspiegel sinkt.

Dass unsere Nahrung aber nicht nur unseren Körper, sondern auch unsere Gefühle bestimmt, wurde in den letzten Jahrzehnten vollkommen aus den Augen verloren. In unseren Ernährungsempfehlungen finden sich kaum Hinweise auf die seelischen Aspekte unserer Nahrung. Dabei versuchten schon antike Ärzte, die Mahlzeiten ihrer Patienten so zusammenzustellen, dass ihre Psyche günstig beeinflusst wurde. In ihrer »Vierelemente-« bzw. »Viersäftelehre« unterschieden Hippokrates und seine Kollegen cholerische, phlegmatische, sanguinische und melancholische Seelenzustände, die sie – über bestimmte Diäten – auszugleichen versuchten. Bis Anfang des 20. Jahrhunderts waren sogar in Kochbüchern Rezepte und Empfehlungen für unterschiedliche Stimmungen und Wesensarten zu finden.

In den 30er Jahren des 20. Jahrhunderts glaubte man, einen Zusammenhang zwischen Nahrungspräferenzen und der körperlichen Konstitution festzustellen. In der Literatur finden sich zum Beispiel verschiedene Untersuchungen, die belegen, dass den eher großgewachsenen und dünnen Leptosomen milde, fetthaltige und pflanzliche Speisen schmecken, während die breitwüchsigen Pykniker eiweißhaltige Fleischgerichte und Athletiker Kohlenhydrate und Scharfgewürztes präferieren.

In den »Wirtschaftswunderjahren« nach dem Zweiten Weltkrieg erlebten die Bundesbürger dann ein nie dagewesenes Nahrungsangebot, das bis heute anhält. Dabei rückte die Vermeidung von Übergewicht und ernährungsbedingten Stoffwechselkrankheiten immer mehr in den Mittelpunkt der Ernährungsaufklärung. Und besonders dem »Zuviel« wurde der Kampf angesagt: zu viel Fett, zu viel Zucker, zu viel Kalorien, zu viel Fleisch, zu viel Eier, zu viel Fastfood. Dem Zusammenspiel zwischen Ernährung und Seele wird dagegen erst seit kurzem wieder mehr Aufmerksamkeit geschenkt. Ein Zusammenhang lässt sich nämlich nicht nur in unserem emotional und rational gelenkten Essverhalten erkennen, sondern auch in unserer Nahrung selbst, die Einfluss auf unsere Seele ausüben kann.

Damit wir uns wohl fühlen, damit unser Körper seine unzähligen Aufgaben bewältigen kann, damit unser Gedächtnis funktioniert, unsere Psyche ausgeglichen bleibt und wir uns konzentrieren können, sind die Inhaltsstoffe unserer täglichen Ernährung entscheidend. Kohlenhydrate, Eiweiß und Fette sind dabei für die körperliche und geistige Fitness ebenso wichtig wie Vitamine, Mineralstoffe und Spurenelemente.

## Nährstoffe ernähren Körper und Seele

Nährstoffe, darunter zählen Kohlenhydrate, Fette und Eiweiße, sind für die Ernährung unseres Körpers verantwortlich. Sie liefern uns Energie, erhalten unseren Stoffwechsel und sind Baustoffe unserer Zellen. Ohne Nährstoffe kann unser Körper nicht leben, doch wie steht es mit der Seele, braucht auch sie Kohlenhydrate?

### *Kohlenhydrate – Zucker für die Seele*

Ein Großteil unserer täglichen Nahrung besteht aus Zucker, oder richtiger aus Kohlenhydraten. Nicht nur Haushaltszucker, Honig und Obst sind sehr kohlenhydratreich, sondern vor allem auch unsere »Grundnahrungsmittel« wie Brot, Kartoffeln, Nudeln, Reis, aber auch Müsli enthalten Stärke – den »Reservezucker« der Pflanzen. Außerdem stecken Kohlenhydrate in Kuchen und Süßigkeiten.
Die Bedeutung der Kohlenhydrate als Sattmacher und Energieträger ist schon lange unumstritten. Beim gesunden

Menschen sollten etwa 50% der täglichen Nahrung aus Kohlenhydraten bestehen. Wie wichtig Kohlenhydrate für unser seelisches Wohlbefinden sind, wird jedoch leider immer wieder vergessen.

## Schokolade – der Seelentröster Nummer eins

Jeder kennt ihn und jeder hat ihn wohl auch schon mal benutzt, den kleinen Trost aus der Pralinenschachtel. Schokolade scheint tatsächlich zu helfen, wir lassen uns durch sie beruhigen, wenn uns Liebeskummer quält oder Streitigkeiten belasten, sie hilft uns gegen Einsamkeit und beruhigt uns am Abend nach einem anstrengenden Tag. 8,18 kg Schokoladenwaren genoss jeder Bundesbürger 1998. Neben Pralinen und Schokoriegeln ist es vor allem die Schokoladentafel, die unsere süßen Gelüste befriedigt. Etwa 65 Tafeln Schokolade isst jeder von uns jährlich. Das kann nicht nur an unseren emotionalen Erfahrungen oder unserer Erziehung liegen, da muss mehr dahinterstecken. Tatsächlich scheint Schokolade »Sonne für die Seele« zu sein!

In den 80er Jahren wurde von dem Wissenschaftler R. Wurtman eine Hypothese aufgestellt, die das uns allen bekannte »Schokoladen-Phänomen« erklärt. Diese sogenannte »Wurtman-Hypothese« verdeutlicht die Zusammenhänge zwischen Schokoladengenuss und Glücksgefühl:

Unsere Gehirnfunktion wird durch Gehirnzellen (Neurone) gesteuert. Hirnbotenstoffe (Neurotransmitter), die im Gehirn hergestellt werden, beeinflussen diese Neuronen. Gefühle und Stimmungen werden im Gehirn vor allem durch die Botenstoffe des sogenannten »serotonergen Systems« gesteuert. Steht dem Gehirn viel vom Neurotransmitter Serotonin zur Verfügung, so bewirkt er, dass sich Körper und Seele entspannen. Damit das Gehirn aber überhaupt Serotonin produzieren kann, benötigt es die Aminosäure L-Tryptophan. Diese Aminosäure ist ein Eiweißbaustein unserer täglichen Nahrung. L-Tryptophan gelangt umso besser ins Gehirn, umso kohlenhydratreicher unsere Nahrung ist. Die Kohlenhydrate lassen nämlich unseren Blutzuckerspiegel und damit unseren Insulinspiegel im Blut ansteigen. Insulin bindet die anderen Aminosäuren, und die Transportmechanismen zum Gehirn sind frei für den Tryptophantransport. Je mehr Tryptophan im Gehirn ist, umso mehr Serotonin wird produziert, und umso entspannter und relaxter fühlen wir uns.

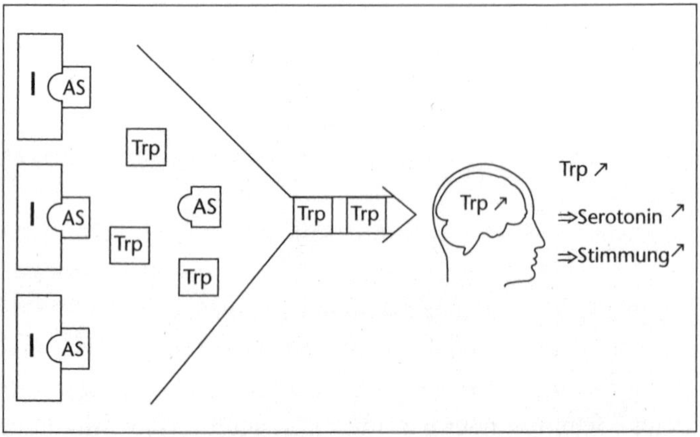


*Abb. 3: Je mehr Kohlenhydrate unsere Mahlzeit enthält, umso mehr Tryptophan (Trp) gelangt ins Gehirn, und umso mehr stimmungsaufhellendes Serotonin wird gebildet. AS = andere Aminosäuren, I = Insulin*

Auch fettreiche Nahrungsmittel verbessern den Tryptophantransport ins Gehirn und hellen so ebenfalls unsere Stimmung auf. Da Schokolade nun sowohl kohlenhydrat- als auch fettreich ist, verstärken sich die beiden Effekte und es kommt nach dem Verzehr zu einer hohen Serotoninausschüttung, die uns besänftigt und unsere gute Laune wiederbringt. Auch Drogen wie LSD oder »Ecstasy« wirken übrigens, wenn auch weitaus dramatischer, auf das serotonerge System und bewirken so den »Glücksrausch«.

Neben den Kohlenhydraten und Fetten enthält die »dunkle Versuchung« noch weitere knapp 800 Inhaltsstoffe – Bitterschokolade gilt als das inhaltsreichste Lebensmittel überhaupt –, die zum Teil eindeutig stimmungsrelevant sind. Diese Inhaltsstoffe entstehen unter anderem bei der Verarbeitung der Kakaobohne zu Kakao. Die Bohnen werden gegoren und fermentiert, wobei biogene Amine und Opiate entstehen, die auch in der fertigen Schokolade zu finden sind. Zum Beispiel ist das biogene Amin Phenylethylalanin in der Schokolade das gleiche, das unser Körper produziert, wenn wir verliebt sind. Fast ein Gramm Liebesstoff enthält jede Tafel Schokolade, kein Wunder also, dass Schokolade der ideale Trost bei Liebeskummer ist.

Verantwortlich für unsere »Schokogier« – die Hälfte aller Schokoladenesser bezeichnet sich selbst als süchtig – sind unter Umständen morphinähnliche Stoffe, die bei der Fermentation der Kakaobohne entstehen. Einer dieser Stoffe heißt Theobromin. Er regt uns an, steigert unsere Stimmung und lässt uns immer wieder zum nächsten Stückchen greifen.

Auch neuroaktive Alkaloide sind in der Schokolade versteckt, das haben spanische Forscher eben erst entdeckt.

Diese Stoffe waren bisher nur von Wein oder Bier bekannt. Kein Wunder also, dass Schokolade aus unserem Leben nicht mehr wegzudenken ist und dass es uns so schwerfällt, auf die süße Versuchung zu verzichten.

Natürlich ist nicht nur die Schokolade ein Lebensmittel, das in uns Glücksgefühle weckt. Allgemein schaffen es alle kohlenhydrathaltigen Lebensmittel, die Serotoninsynthese anzuregen und damit ein angenehmes, relaxtes Gefühl entstehen zu lassen. Eine Ernährung, in der Kohlenhydrate überwiegen, ist wahrscheinlich ein regelrechter Glücksbringer. Unter Umständen liegt es mit an diesem »Kohlenhydratwunder«, dass Italiener die niedrigste Selbstmordrate Europas für sich beanspruchen. Täglich Pasta scheint einen eindeutig positiven Einfluss auf das Seelenleben der Südeuropäer zu haben.

Kohlenhydratarme Crashdiäten sind dagegen von Anfang an zum Scheitern verurteilt. Wer tagelang nur Steaks oder Eier essen darf, dessen Seele fällt schon nach wenigen Tagen in ein »tiefes Loch«. Darüber hinaus entwickeln wir gerade während solch einseitiger Diäten einen so starken »Süßhunger«, dass wir die Diät entweder frustriert abbrechen oder uns nach Abschluss mit massenweise Schokolade belohnen und so der gefürchtete »Jo-Jo-Effekt« eingeläutet wird.

Die Serotoninproduktion scheint außerdem nicht nur von der Ernährung, sondern auch von den Lichtverhältnissen um uns herum abzuhängen. Im Winter, also in der dunklen Jahreszeit, ist die Serotoninproduktion deutlich geringer. Damit könnte erklärt sein, warum wir ausgerechnet in dieser Jahreszeit mehr Verlangen nach süßen oder stärkehaltigen Speisen haben. Fehlt die Sonne, fordert unser Körper –

über unseren Appetit – aufhellende Nervennahrung. Wir lieben im Winter Weihnachtsplätzchen, Stollen, deftige Knödel- und kohlenhydrathaltige Kartoffelgerichte. Scheint dagegen die Sonne, so haben wir den süßen Stimmungsmacher weniger nötig als bei tristem Schmuddelwetter. Wohl aus diesem Grund steht uns im Sommer der Sinn eher nach leichten Salaten und säuerlicheren Süßvarianten wie zum Beispiel Obst. Auch Schokolade steht in dieser Jahreszeit nicht so hoch im Kurs.
Der Schokoladenkonsum der Portugiesen und Spanier scheint dies zu beweisen. Im südlichen Europa wird wesentlich weniger Schokolade gegessen als beispielsweise in der Schweiz, in Norwegen oder der Bundesrepublik. Die häufigeren Sonnenstunden bescheren unseren südlichen Nachbarn einen höheren Serotoninspiegel und daher weniger Schokoladengelüste. Da die mediterrane Küche überdies, wie oben erwähnt, kohlenhydratreicher ist, ist der »Süßhunger« wesentlich weniger ausgeprägt.

## Kohlenhydrate – nur die richtigen bringen Glück

Allerdings wecken Schokolade und Co. nur kurzzeitig unser Glücksgefühl. Sie sind nämlich nicht nur ausgesprochen kalorienreich und rufen so unser schlechtes Gewissen auf den Plan, sondern sie können uns auch, wie eine Droge, nervös und müde machen. Besonders wenn Süßigkeiten im Übermaß genossen werden und die anderen Nährstoffe dabei zu kurz kommen, schlagen sie sehr stark aufs Gemüt. Wir überdrehen zunächst, werden zappelig und nervös, um kurze Zeit später müde, depressiv und ängstlich zu werden. Kein Wunder also, dass Schokolade und Bonbons in star-

kem Verdacht stehen, bei Kindern Hyperaktivität auszulösen. Wie ist dieser Gegensatz zu erklären?
Unser Körper ist bemüht, unseren Blutzuckerspiegel möglichst konstant zu halten. Das schafft er, indem er Insulin produziert. Insulin fördert nach dem Essen den Transport von Zucker aus dem Blut in die Zellen und hält den Blutzuckerspiegel so auf einem gleichmäßigen Niveau. Essen wir nun beispielsweise eine ganze Tafel Schokolade, so schnellt der Blutzuckerspiegel in die Höhe und mit ihm der Insulinspiegel. Durch die viele Energie haben wir geradezu einen Energieüberschuss, und der steigende Serotoninspiegel bringt uns in Hochstimmung – wir »explodieren vor Aktivität«. Durch den sehr hohen Insulinspiegel wird nun aber auch sehr viel Zucker sehr schnell in die Zellen transportiert. Das Insulin ist durch die hohe Blutzuckerspitze so stark aktiviert, dass es sogar zu viel des Guten tut. Es transportiert zu viel Zucker aus der Blutbahn in die Zellen, wodurch Unterzucker entsteht. Dieser Unterzucker stimmt uns trübsinnig und hungrig, obwohl wir vielleicht gerade die Energiemenge eines kompletten Mittagessens in Form von Schokolade gegessen haben. Blutzuckerspitzen, wie sie übrigens auch durch Traubenzucker entstehen, haben so den Effekt, dass wir nach einem kurzen »Glücksrausch« wieder hungrig, müde und gereizt sind und nach mehr süßer Nervennahrung verlangen. Geben wir diesem Appetit nach, so entsteht ein Teufelskreis zwischen »himmelhoch jauchzend und zu Tode betrübt«. Genau diese Stimmungsschwankungen sind eben bei hyperaktiven Kindern zu beobachten, deren Ernährung oft sehr »süßigkeitenlastig« ist.
Es kommt also auf die richtige Dosierung der Kohlenhydrate an! Und zum Glück ist auch nicht jedes Kohlenhydrat gleich.

Zwar steigern alle unsere »Glückshormone«, doch tun es viele weniger dramatisch, wirken dafür aber länger. Der sogenannte glykämische Index gibt uns Auskunft darüber, wie stark das jeweilige Lebensmittel das Insulin aus der Bauchspeicheldrüse lockt. Je niedriger der glykämische Index, umso moderater ist der Blutzuckeranstieg. Je moderater der Blutzuckeranstieg, umso länger halten die positiven Effekte der Kohlenhydrate an, umso weniger schnell ermüden wir, umso ausgeglichener ist unser Seelenleben.

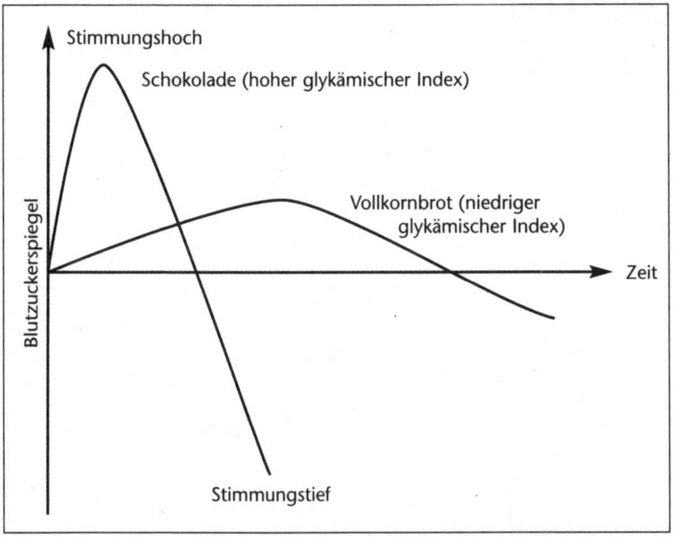


*Abb. 4: Stark Zuckerhaltiges bewirkt einen nur kurzen »Glücksrausch« und ein schnelles Stimmungstief.*

Wählen Sie Lebensmittel mit einem niedrigen glykämischen Index, hellt sich Ihre Laune lang anhaltend auf.

| Lebensmittel mit niedrigem glykämischem Index | | Lebensmittel mit hohem glykämischem Index | |
|---|---|---|---|
| Vollkornbrot | 40 | Weißbrot | 95 |
| Gemüse | 15 | Konfitüre | 55 |
| Zartbitterschokolade | 22 | Vollmilchschokolade | 60 |
| Haferflocken | 50 | Cornflakes (gesüßt) | 85 |
| Erdbeeren | 30 | Bananen | 60 |
| Frischer Fruchtsaft (ungesüßt) | 40 | Limonade | 85 |

Neben diesem direkten Einfluss der Kohlenhydrate auf unsere Stimmung gibt es noch einen anderen »indirekten« Zusammenhang. Ein Teil der Kohlenhydrate in unserer Nahrung ist unverdaulich, die sogenannten »Ballaststoffe«. Da sie nicht verstoffwechselt werden können, besteht auf den ersten Blick auch keine direkte Beziehung zwischen ihnen und unserem körperlichen und geistigen Befinden. Ballaststoffe haben ihre wichtige Funktion nicht in der Ernährung unseres Organismus, sondern in seiner Entgiftung. Sie sorgen für eine funktionierende Darmperistaltik (= Darmbewegung) und sind damit ein hervorragender Schutz vor Darmträgheit und Verstopfung. Ballaststoffe halten unseren Darm in Schwung und puffern überschüssige Säuren ab, sie tragen damit ganz entscheidend zu unserem körperlichen Wohlbefinden bei. Dieses Wohlbefinden bringt uns seelische Ausgeglichenheit. Denn wer unter Darmträgheit leidet, wer von Magendrücken und Völlegefühl gequält wird, der fühlt sich nicht nur körperlich unwohl, sondern ist auch psychisch schneller gereizt und weniger unbeschwert. Hervorragende Ballaststoff-Lieferanten sind vor allem Weizenkleie, Vollkornprodukte sowie rohes Obst und Gemüse. Sie sollten einen festen Platz auf unserem täglichen Speisezettel haben und so unserem allgemeinen Wohlbefinden auf die Sprünge helfen. Außerdem kommt es auf die Mischung unserer Lebensmittel an. Kohlenhydrate wirken umso sonniger auf unsere Seele, je mehr sie von unterstützenden Nährstoffen begleitet werden.

## *Fettsäuren machen Stimmung*

Damit Körper und Geist richtig funktionieren, sind lebensnotwendige Nährstoffe aus allen Nährstoffgruppen wichtig. Die »chemische« Balance muss aufrechterhalten werden, dann fühlen wir uns wohl. Nur wenn wir uns leistungsfähig und frei von Krankheit fühlen, wenn unser Immunsystem funktioniert und unser Geist fit und ausgeglichen ist, sind wir glücklich.

Zu den Stoffen, die in unseren Lebensmitteln stecken und die wir täglich auf unserem Teller haben, zählen neben den Kohlenhydraten auch die Fette. Fette machen ein Steak schmackhaft, lassen Pralinen im Mund schmelzen und bringen Leberwurst streichfähig aufs Brot. Die meisten Fette kann unser Körper selbst, zum Beispiel aus Zucker, aufbauen. Hoch ungesättigte Fettsäuren, wie die Linol- und die Linolensäure, sind für uns jedoch essenziell. Essenziell bedeutet, sie sind lebensnotwendig, unser Körper kann sie aber nicht selbst herstellen. Wir müssen sie ihm über unsere Mahlzeiten zuführen.

Erst die Fettsäuren bringen unsere Körperzellen zum Funktionieren. Sie sind an der Herstellung wichtiger Hormone beteiligt und bauen unsere Zellstrukturen und unsere Nerven auf. Unentbehrlich sind Fettsäuren für unsere Gedächtnisleistung, genauer für unser neuronales Netz. Dieses Netz verbindet unsere Nervenzellen miteinander. Je ausgedehnter das Netz ist, umso leistungsfähiger ist unser Gehirn, umso besser funktioniert unser Gedächtnis.

Aber auch für unsere seelische Form sind Fettsäuren mitverantwortlich. Ein Mangel an Omega-3-Fettsäuren lässt uns eindeutig zu niedergeschlagenem und aggressivem Verhalten neigen. Phospholipide, wie etwa Lecithin, wirken außerdem positiv auf Hirn und Nerven. Sie machen uns ausgeglichen und können unsere Konzentration steigern. Besonders wichtig sind Fette im Zusammenhang mit Vitaminen. Nur Fett ist in der Lage, fettlösliche Vitamine aufzuschließen und damit für unseren Körper verfügbar zu machen.

All diese positiven Effekte der Fette sollten aber nicht darüber hinwegtäuschen, dass unser Gesamtfettverzehr zu hoch ist. Durchschnittlich hat jeder Deutsche täglich 140 g Fett auf dem Teller, was ungefähr 14 Esslöffeln Öl entspricht. Die Deutsche Gesellschaft für Ernährung empfiehlt nicht mehr als 35 bis 40 g Fett täglich zu essen. Vor allem gesättigte Fettsäuren essen wir viel zu viel. Sie sind meist versteckt in Wurst und panierten Schnitzeln, Kuchen und Torten, Käse, Sahne und Puddings, in Schokolade und Knabbereien. Diese gesättigten Fettsäuren sind meist tierischer Herkunft. Sie erhöhen unseren Cholesterinspiegel und lassen die Blutfettwerte in die Höhe schnellen und sind damit für eine Verengung der Arterien und die Entstehung von Entzündungen mitverantwortlich. Auf diese Fette dürfen wir im täglichen Speiseplan also gerne verzichten.

Hoch ungesättigte Fettsäuren brauchen wir dagegen täglich! Die Deutsche Gesellschaft für Ernährung empfiehlt etwa 10 g dieser lebenswichtigen essenziellen Fette pro Tag, also etwa einen Esslöffel. Es sind die pflanzlichen Fette, allen voran Olivenöl und Öl aus Avocado, Borretsch oder Weizenkeimen, die uns diese wertvollen Fettsäuren liefern. Sie öffnen Gefäße und fördern die Zell-zu-Zell-Kommunikation. Sie verbessern damit nicht nur das Herz-Kreislauf-System, sondern auch unser Fühlen und Denken. Auch Fisch darf als Fettlieferant auf unserem Speiseplan nicht fehlen. In ihm stecken die depressionshemmenden Omega-3-Fettsäuren.

Mit Omega-6-Fettsäuren, die in Maiskeim- und in Erdnussöl zu finden sind, sind wir dagegen ausreichend versorgt. Diese Fette werden häufig in der Nahrungsmittelindustrie verwendet und sind in fast allen Fertigprodukten enthalten.

Für die körperliche und geistige Gesundheit ist es aber auf jeden Fall wichtig, dass wir nicht mehr Fette essen als unbedingt notwendig. Nicht zusätzlich, sondern austauschen heißt die Devise! Lieber fettarmes Fleisch und fettreduzierte Milchprodukte, dafür aber einen Löffel Olivenöl in den Salat, denn das richtige Fett hebt die Stimmung.

| gesättigte Fettsäuren stecken in | einfach und mehrfach ungesättigte Fettsäuren stecken in |
|---|---|
| Fleisch- und Wurstwaren | Pflanzenölen (z. B. Olivenöl, Sonnenblumenöl) |
| Snacks (z. B. Chips, Schokoriegel) | Fisch (z. B. Seefisch, Krabben, Tintenfisch) |
| Backwaren (z. B. Berliner, Blätterteig, Torten) | Nüssen (z. B. Sonnenblumenkerne, Walnüsse, Leinsamen) |
| Frittierfett (z. B. in paniertem Schnitzel, Pommes) | Vollkornprodukten (z. B. Weizenkeimbrot, Vollkornsonnenblumenbrot) |

## *Eiweiß – der Stoff, aus dem die gute Laune ist*

Ohne Eiweiß ist unser Körper nicht denkbar. Eiweiß ist lebensnotwendig. Wir brauchen es als Baustoff für unsere Zellen und unser Gewebe. Eiweiß ist der wichtigste Baustein unserer Enzyme und Hormone. Es ist Bestandteil unseres Blutes, unserer Lymphflüssigkeit und unserer Gehirnsubstanz, sogar unsere Gefühle sind auf Eiweißmoleküle angewiesen.

Eiweiß, auch Protein genannt, ist eigentlich ein Überbegriff für Aminosäureverbindungen. Aus 24 verschiedenen Aminosäuren baut unser Körper Hunderte, ja Tausende verschiedene Eiweiße auf. Zehn dieser Aminosäuren sind essenziell, das heißt, sie können von unserem Körper nicht selbst hergestellt werden.

Essenzielle Aminosäuren können vom Körper nicht selbst hergestellt werden. Diese sind: Arginin, Histidin, Isoleucin, Leucin, Lysin, Methionin, Phenylalanin, Threonin, Tryptophan, Valin.

Da die Bundesbürger sehr viel mehr Eiweiß essen als eigentlich notwendig, scheint das kein Problem. Leider essen wir aber zu viel des falschen Proteins.

Eiweiße können in unserem Organismus nur bis zur Harnsäure abgebaut werden. Da diese von unserem Körper nicht verwertet werden kann, muss Harnsäure aus dem Körper geschwemmt werden. Diese Aufgabe übernimmt unsere Niere. Je mehr Eiweiß wir essen, umso mehr Harnsäure fällt an, umso stärker ist unsere Niere gefordert. Essen wir mehr Eiweiß, als unsere Niere verkraftet, oder trinken wir zu wenig, so dass die Niere nicht richtig arbeiten kann, so kann sich Harnstoff im Körper ansammeln und z. B. Gicht provozieren. Wir sind also nicht auf viel, sondern auf das richtige Eiweiß angewiesen.

Zwar sind in fast allen Lebensmitteln alle zehn essenziellen Aminosäuren vorhanden, aber in ganz unterschiedlichen Anteilen. So enthält das Rindfleisch-Eiweiß 10% Lysin, Weizen-Eiweiß aber nur 2,5%. Die *biologische Wertigkeit* von Weizen ist also niedriger als die von Rindfleisch. Werden die Eiweiße jedoch zusammen gegessen, so erhöht sich die biologische Wertigkeit beider Lebensmittel, sie unterstützen sich sozusagen gegenseitig. Das klingt kompliziert, ist in der Praxis aber ganz einfach.

Ein Beispiel: Weizen hat eine biologische Wertigkeit von 56, Milch eine biologische Wertigkeit von 88. Essen Sie nun Weizen zusammen mit Milch (in einer Mahlzeit bestehend aus $^2/_3$ Milcheiweiß und $^1/_3$ Weizeneiweiß), zum Beispiel

beim Frühstücksmüsli, so erhöht sich die Wertigkeit der gesamten Mahlzeit auf 109. Noch besser ist eine Mischung aus Ei-Eiweiß und Kartoffel-Eiweiß. Ein klassisches Gericht wie Kartoffeln mit Spiegelei hat eine biologische Wertigkeit von 136 und schlägt damit jedes Rindersteak.
Je höher die biologische Wertigkeit, umso besser kann unser Stoffwechsel das Eiweiß verwerten, umso weniger Harnstoff fällt an, umso weniger muss unsere Niere arbeiten.

Nun brauchen Sie natürlich nicht den Eiweißgehalt von jedem Lebensmittel zu kennen, um all Ihre Körperzellen optimal zu versorgen. Eine einfache Faustregel reicht: Mischen Sie bei jeder Mahlzeit wenig tierisches Eiweiß mit viel pflanzlichem Eiweiß, und jede Ihrer Zellen wird optimal versorgt sein.

| Tierisches Eiweiß steckt in | Pflanzliches Eiweiß steckt in |
|---|---|
| Hühnerei | Kartoffeln |
| Milch | Vollkornbrot |
| Käse | Haferflocken |
| Joghurt | Reis |
| Quark | Hülsenfrüchten (Bohnen, Linsen, Erbsen) |
| Rindfleisch/Schweinefleisch | Mais |
| Geflügel | Nüssen (Erdnüsse, Mandeln) |
| Fisch | Kohlgemüse (Wirsing, Rosenkohl) |
| Meeresfrüchten (Muscheln, Krabben usw.) | Tofu |

Typische Gerichte wie Kartoffeln mit Quark, Milchreis oder Linseneintopf mit Fisch oder Fleisch sind nicht nur für den Gaumen ein Genuss, sondern erhöhen auch die Eiweißqualität.

Warum brauchen wir aber auch für unsere Seele Eiweiß? Unser Gehirn ist ein riesiges Kommunikationsnetz, das auf den Informationsaustausch unserer 25 Milliarden Nervenzellen angewiesen ist. Wichtig für unsere Stimmungen und unsere geistige Fitness, für unser ganzes Denken und Fühlen ist es, dass die Botenstoffe zwischen diesen Nervenzellen fehlerfrei funktionieren. Es gibt hemmende Botenstoffe, die dafür sorgen, dass Informationen nicht weitergeleitet werden, sie schützen unser Gehirn zum Beispiel vor Reizüberflutung. Erregende Botenstoffe dagegen sind für die Weiterleitung wichtiger Informationen verantwortlich. Dieses Zusammenspiel zwischen Botenstoffen und Nervenzellen ist es schließlich, das unser Verhalten und unsere Psyche prägt. Zurzeit kennen wir etwa 200 Botenstoffe, und jeder von ihnen benötigt eine bestimmte Kombination aus Aminosäuren, um entsprechend arbeiten zu können.

Unser Gehirn ist das Organ, das auf Ernährungsfehler am empfindlichsten reagiert. Einige essenzielle Aminosäuren sind besonders relevant für die Psyche und sollten in unserer täglichen Kost nicht fehlen.

## Tyrosin und Phenylalanin – die antidepressiven Aminosäuren

Leiden Sie unter Niedergeschlagenheit, fühlen Sie sich oft überfordert und schlapp? Vielleicht fehlt Ihnen Tyrosin oder seine Vorstufe Phenylalanin. Diese beiden Aminosäuren sind verantwortlich für unsere positiven Gedanken und unsere geistige Wachsamkeit. Als wichtige Bausteine für die drei Neurotransmitter Adrenalin, Noradrenalin und Dopamin erhöhen sie unsere Konzentrationsfähigkeit und sie helfen uns, mit Stress richtig umzugehen. Außerdem sind sie verantwortlich für unsere Stimmungen. Stimmungsschwankungen und Gereiztheit könnten also durchaus auf einen Mangel an Phenylalanin oder Tyrosin hinweisen. Beide Aminosäuren stecken vor allem in tierischem Eiweiß wie Fisch, Käse, Eier und Milch.

## Tryptophan – das Glückseiweiß

Von Tryptophan haben Sie bereits im Kapitel über die Kohlenhydrate (siehe S. 86 ff.) gelesen. Es ist die Ausgangssubstanz für Serotonin. Serotonin wiederum ist der Botenstoff unserer Nervenzellen, der uns zu innerer Ruhe und Gelassenheit verhilft. Ganz allgemein kontrolliert Serotonin unsere Emotionen, es gilt als »Botenstoff des Glücks«.

Bei Tryptophanmangel kann kein Serotonin gebildet werden, was Pessimismus, Angstzustände, Hyperaktivität, Schlafstörungen und im Extremfall sogar Psychosen hervorruft. Auch mit Migräne wird Tryptophanmangel in Verbindung gebracht.

Nun ist Tryptophan in sehr vielen Lebensmitteln enthalten, so z. B. in Geflügel, Fisch, Milchprodukten, Nüssen und

Bananen; eine Unterversorgung kann oft trotzdem nicht ausgeschlossen werden. Essen Sie z. B. sehr einseitig oder überfrachten Sie Ihren Körper mit zu viel tierischem Eiweiß, so muss das Tryptophan mit vielen anderen Aminosäuren konkurrieren. Die Transportwege für Tryptophan ins Gehirn sind sozusagen verstopft und diese glücksrelevante Aminosäure »steht auf dem Weg zum Gehirn im Stau« (siehe Abb. 3, S. 86). Aber auch unsere Lebensweise kann für einen Mangel an diesem »Glücksstoff« verantwortlich sein. So kann bei anhaltendem körperlichem Stress oder der Einnahme der Antibabypille ein niedriger Tryptophanspiegel im Blut festgestellt werden.

Interessanterweise ist der Tryptophantransport ins Gehirn auch tageszeitabhängig. Am Tag sind wir wach, wir brauchen in der Regel weniger beruhigendes Tryptophan. Abends dagegen wollen wir zur Ruhe kommen und ungestört ein- und durchschlafen, unser Gehirn braucht also mehr Tryptophan zur Serotoninherstellung.

Sind wir tagsüber also sehr unruhig und nervös, so ist ein tryptophanhaltiges Frühstück, beispielsweise ein Nussmüsli, genau das Richtige, haben wir Schlafprobleme, brauchen wir ein tryptophanhaltiges »Betthupferl«, vielleicht in Form eines Bananenmilchshakes. Wie bereits beschrieben, ist der Effekt dieses »Glückshormons« besser, wenn wir gleichzeitig Kohlenhydrate essen, was bei einem Müsli oder einer Banane ganz automatisch der Fall ist, und so den Transport ins Gehirn verbessern.

## Glutamin und Isoleucin – die »gehirnaktiven Aminosäuren«

Diese Aminosäuren sind dafür verantwortlich, dass wir aus all den Reizen die jeden Augenblick auf uns einstürmen, diejenigen herausfiltern, die für uns relevant sind. Die beiden Aminosäuren helfen uns, überlegt zu handeln, machen uns mental belastbar und unterstützen unsere Konzentrationsfähigkeit. Fehlen uns Glutamin und Isoleucin, so werden wir von Umweltreizen überflutet. Wir können uns schlecht konzentrieren, leiden unter nervöser Erschöpfung und sind emotional sehr schnell übererregt. Viel Glutamin und Isoleucin enthalten Meeresfrüchte, Eier und Tofu.

Problematisch kann die Versorgung mit allen essenziellen Aminosäuren bei extremen Vegetariern werden. Fehlen neben Fleisch und Fisch auch Ei und Milchprodukte auf dem täglichen Speiseplan, so können durchaus Eiweißdefizite entstehen, die gesundheitliche Folgen haben. Aber auch ein Zuviel an tierischem Eiweiß kann sich negativ bemerkbar machen. So können Fleisch und Eier nicht nur Gicht provozieren oder Arteriosklerose begünstigen, Eiweißbomben schlagen sich auch aufs Gemüt. Die Behauptung einiger Ernährungspsychologen »Zu viel Quark macht depressiv!« scheint daher nicht aus der Luft gegriffen.

Das richtige Maß an Aminosäuren hilft, unsere gute Laune zu erhalten, unsere Konzentrationsfähigkeit zu erhöhen und Müdigkeit nicht aufkommen zu lassen.

# Vitalstoffe helfen unserer Seele

Kohlenhydrate, Fett und Eiweiß sind lebensnotwendig. Sie versorgen uns mit Energie, sind für den Aufbau der Zellen verantwortlich und liefern die Stoffe, aus denen unsere Hormone und Enzyme gemacht werden. Zusammengenommen werden sie daher auch als Nährstoffe bezeichnet.

Damit unser Körper funktioniert, damit die lebenswichtigen chemischen Vorgänge in unseren Zellen ablaufen können, brauchen wir neben den Nährstoffen auch Vitalstoffe. Zu den Vitalstoffen zählen Vitamine, Mineralstoffe und Spurenelemente und neuerdings auch andere bioaktive Substanzen wie Pflanzenhormone und Pflanzenfarbstoffe. Das gemeinsame Merkmal aller Vitalstoffe ist, dass wir sie nur in sehr geringen Mengen benötigen, ohne sie aber nicht leben können. Fehlen sie in unseren täglichen Mahlzeiten, so fehlen sie auch in unseren Zellen. Für unsere Zellen sind Vitalstoffe essenziell, sie können nicht von unserem Körper selbst hergestellt werden und werden für wichtige Zellvorgänge täglich benötigt. Mangelt es an Vitalstoffen, arbeiten unsere Zellen nicht optimal. Arbeiten unsere Zellen nicht optimal, so fühlen wir uns nicht optimal.

## *Vitamine machen Müde wieder munter?*

Vitamine sind in aller Munde! Seit sie 1912 vom Biochemiker Casimir Funk entdeckt wurden, sind Vitamine aus der Ernährungslehre nicht mehr wegzudenken. Der Name beruht teilweise auf einem Irrtum. Funk ging davon aus, dass alle

Vitamine stickstoffhaltige »Amine« sind, was nicht zutrifft, er erkannte aber richtig, dass sie lebensnotwendig sind, wofür die Vorsilbe »Vit-« (das lateinische »vita« bedeutet »Leben«) steht. Heute werden alle lebenswichtigen organischen Stoffe, die unser Körper nicht oder nicht in ausreichender Menge bilden kann, als Vitamine bezeichnet. Vitamine liefern uns weder Energie, noch sind sie Baumaterial für unsere Organe oder unsere Zellen. Vielmehr kann man sie als »Helfer« in zahllosen lebenswichtigen Stoffwechselvorgängen bezeichnen. Da sie chemisch zu unterschiedlichen Stoffgruppen gehören, sind sie willkürlich je nach ihrer Löslichkeit eingeteilt. Wir unterscheiden:

| **wasserlösliche Vitamine** | **fettlösliche Vitamine** |
|---|---|
| Vitamine $B_1$, $B_2$, $B_6$, $B_{12}$ | Vitamin A |
| Vitamin C bzw. Ascorbinsäure | Vitamin D |
| Folsäure | Vitamin E |
| Niacin | Vitamin K |
| Biotin | |
| Pantothensäure | |

Ein wichtiges Merkmal aller Vitamine ist, dass sie schon in kleinsten Mengen wirksam sind. Da sie in ihrer Funktion als »Helfersubstanzen« nicht im großen Stil verbraucht werden, sondern nur Stoffwechselverluste aufgefüllt werden müssen, reichen oft schon einige Milligramm, manchmal sogar Mikrogramm, um den Tagesbedarf des jeweiligen Vitamins zu decken. Diese geringen Mengen dürfen aber nicht darüber hinwegtäuschen, dass ein Mangel schwere Folgen haben kann. Unser Körper ist überaus »vitaminsensibel«. Fehlt ein

Vitamin in der Nahrung – ganz oder teilweise – so entstehen schwere Mangelerscheinungen, sogenannte »Avitaminosen«, die sogar zum Tod führen können. Diese schweren Störungen sind aber überaus selten und kommen bei gesunden Menschen in Industrienationen praktisch nicht vor.
Leichte Vitaminmangelerscheinungen sind dagegen auch bei uns keine Seltenheit. Deutliche Störungen in unserem körperlichen und geistigen Wohlbefinden treten nämlich bereits auf, wenn unsere Vitaminversorgung nicht optimal ist. Solche »Hypovitaminosen« setzen unsere geistige Leistungsfähigkeit herab und wir werden anfälliger für Infekte. Nehmen wir nicht ausreichend Vitamine über unsere Nahrung auf, bleiben Teile unseres Stoffwechsels ungenützt, was spürbare Folgen hat. Wir werden schneller müde, leiden unter Kopfschmerzen und Aggressivität, unsere Haut kann sich verändern und Magen-Darm-Probleme können auftreten.
Für Körper und Geist müssen Vitamine also täglich auf unserem Teller liegen. Eine gesunde Mischkost kann durchaus eine gute Vitaminversorgung leisten. Leider mangelt es bei unserer modernen Fastfood-Gesellschaft häufig genau an dieser Mischung. Meist essen wir zu viel tierische Lebensmittel und zu wenig pflanzliche. Auch Rohes, wie Salat, Obst und ungekochtes Gemüse, kommt zu selten auf unseren Tisch; Fertiggerichte haben dagegen Hochkonjunktur. Leiden wir zudem unter hohem körperlichem oder seelischem Stress, so ist Vitaminmangel die logische Folge. Aber auch Rauchen, die Einnahme der Antibabypille oder Antibiotikabehandlungen sind »Vitaminräuber« und können, bei unzureichender Ernährung, Mangelerscheinungen fördern.

## Die Vitamine des B-Komplexes – Vitamine für die Nerven

Die Vitamine des B-Komplexes, dazu zählen Thiamin (Vitamin $B_1$), Riboflavin (Vitamin $B_2$), Pyridoxin (Vitamin $B_6$) und Cobalamin (Vitamin $B_{12}$), Biotin, Folsäure, Pantothensäure und Niacin, wirken im Organismus als sogenannte Koenzyme. Diese Vitamine bilden mit körpereigenen Eiweißmolekülen Enzyme, dadurch beschleunigen – »katalysieren« – sie biochemische Reaktionen in unseren Zellen. Sie lagern sich dabei mit den unterschiedlichsten Körpereiweißen zu immer neuen Enzymen zusammen, wodurch sie für eine große Zahl von Stoffwechselvorgängen lebenswichtig sind.

Die Wirkung der B-Vitamine ist für unser Gehirn von herausragender Bedeutung. Erst mit ihrer Hilfe sind wir in der Lage, uns zu erinnern, zu konzentrieren und nervliche Belastungen auszuhalten. Da vor allem die Vitamine $B_1$, $B_6$ und $B_{12}$ sehr stark auf unsere Nerven wirken, werden sie auch als »neurotrop« bezeichnet. Erst die Vitamine des B-Komplexes machen unser Gehirn zu dem exakt funktionierenden Wunderwerk, auf das wir uns täglich verlassen können.

Da alle B-Vitamine zur Gruppe der wasserlöslichen Vitamine zählen, ging man bis vor kurzem davon aus, dass eine Überdosierung mit diesen Vitaminen nicht möglich sei. Da sie nur zusammen mit Eiweißmolekülen wirken können, die Menge dieser Moleküle im Körper aber begrenzt ist, war man der Auffassung, dass überschüssige Vitamine einfach über die Niere ausgeschieden würden. Heute wissen die Vitaminforscher, dass auch B-Vitamine, wenn sie in Megadosen eingenommen werden, sich im Körper anreichern können. Folgeerscheinungen von Dosen, die den Tagesbedarf um das

100-fache übertreffen sind vor allem bei Vitamin $B_1$, $B_6$ und Folsäure bekannt. Die Dosis macht hier das Gift. Da negative Folgeerscheinungen nur für riesige Dosen gelten, die über unsere tägliche Nahrung nie erreicht werden können und auch bei einem bestimmungsgemäßen Gebrauch von Nahrungsergänzungsmitteln nicht auftreten, sind sie weit weniger bedeutend als eine leichte Unterversorgung, die durch Medikamente oder falsche Ernährung entsteht. Genau diese suboptimale Versorgung scheint es zu sein, die zwar körperlich noch nicht spürbar ist, die aber unserer Psyche bereits schwer zu schaffen macht.

Es lässt sich nicht leugnen: B-Vitamine sind Nahrung für die Nerven!

Doch wie wirken die Vitamine dieser Gruppe im Einzelnen? Welche Aufgabe übernehmen sie in unserem Nervengeflecht und wie wirken sich Mangelerscheinungen auf unser psychisches Befinden aus?

## Vitamin $B_1$ – Thiamin

Thiamin ist ein pures Nervenvitamin. Es ist in fast allen Lebensmitteln in Spuren vorhanden, besonders aber in Weizenkeimen, Vollkornprodukten, Hülsenfrüchten und Nüssen. Sie sind reine Nervennahrung.

Thiamin wird aus dem Dünndarm schnell über die Blutbahn zur Leber transportiert. Dort wirkt es als Koenzym zusammen mit Mangan und Eiweißmolekülen, indem es hilft, Kohlenhydrate in Glukose umzuwandeln. Unsere Gehirn- und Nervenzellen sind auf Glukose als Energielieferanten angewiesen. Ohne Thiamin fehlt unserem Gehirn die Energie zum Denken, aber auch die Geschmeidigkeit der Zellen würde ohne Thiamin verlorengehen. Die Nerven lägen im wahrsten Sinne des Wortes »blank«.

Aber auch schon dann, wenn unsere Nerven nicht optimal mit Thiamin versorgt sind, merken wir das an unserer geistigen Leistungsbereitschaft. Wir sind schnell müde, haben Konzentrationsschwierigkeiten und reagieren gereizt und aggressiv. Übrigens: Leiden Sie häufig an ausgeprägtem »Muskelkater« kann das auch an einem Thiaminmangel liegen. Da Kohlenhydrate nicht gänzlich abgebaut werden, reichert sich Milchsäure im Gewebe an, was die Veranlagung zu Muskelkater erhöhen kann.

Anhaltende Unterversorgung an Thiamin kann Mutlosigkeit, Schlafstörungen und impulsive Gereiztheit zur Folge haben. Kein Wunder also, dass besonders bei kleinen »Zappelphilippen« Vitamin-$B_1$-reiche Nahrung die Nerven von Mutter und Kind beruhigt. Da Thiamin vor allem in Vollgetreide und Nüssen vorkommt, ist es in unserer täglichen Nahrung oft Mangelware. Unsere stark industriell verarbeiteten Lebensmittel und Weißmehle gelten als ausgesprochen Vitamin-$B_1$-arm. Außerdem steigert der regelmäßige Konsum von Alkohol unseren Vitamin-$B_1$-Bedarf. Oft sind es daher unsere schlechten Ernährungsgewohnheiten, die einen Mangel provozieren. Ideale Vitamin-$B_1$-Lieferanten sind Vollkornprodukte, Soja, Sonnenblumenkerne, Mangold und Erbsen. Sie garantieren aktives Denken, gesunden Schlaf und das nötige Maß an Ausgeglichenheit, das wir im Alltagsstress benötigen.

Überdosierungserscheinungen sind nur bei Injektionen mit der mehr als 100-fachen Tagesdosis bekannt. Von Müsli, Nüssen und Weizenkeimen können unsere Nerven dagegen nie genug bekommen.

## Niacin – Balsam für die Seele

Niacin ist der Überbegriff für Nicotinsäure und Nicotinamid, die beide die gleiche Vitaminwirkung haben. Niacin wirkt auf unser Nervensystem beruhigend. Es hilft uns, ein- und durchzuschlafen und so unsere Psyche im Gleichgewicht zu halten. Vor allem Fleisch, Hefe und Pilze, aber auch Vollkornprodukte enthalten Niacin. Mangelzustände sind bei einer gesunden Mischkost nicht zu erwarten, da Niacin in gewissen Mengen auch in unserer Leber gebildet werden kann. Voraussetzung ist allerdings, dass unserem Körper ausreichend Vitamin $B_1$, $B_6$ und Tryptophan zur Verfügung stehen.

Bei einseitiger Ernährung kann es zu leichtem Niacinmangel kommen, der neben der Haut – in Form entzündlicher Hautveränderungen – vor allem das Nervensystem betrifft. Besonders während Schwangerschaft und Stillzeit ist der Niacinbedarf erhöht, außerdem hebt eine stark zuckerhaltige Ernährung oder regelmäßiger Alkoholkonsum die Vitaminwirkung auf. In solchen Situationen macht sich eine nicht optimale Vitaminversorgung durch Schlafprobleme verbunden mit ständiger Müdigkeit bemerkbar. Außerdem können auch plötzlich auftretender Schwindel und depressive Stimmungen durch Niacinmangel verursacht werden.

Pellagra, die klassische Niacin-Avitaminose, war früher aus den typischen Maisanbaugebieten (Südstaaten der USA, Mexiko, Italien, Ägypten) bekannt. Es war eine Erkrankung der Ärmsten, deren Hauptnahrung aus Mais oder Hirse bestand. Die B-Vitamine dieser Pflanzen können vom menschlichen Organismus nicht genutzt werden. Die Folge sind starke Hautveränderungen, nervöse Symptome und geistiger Verfall. In den USA und in Europa ist die Erkrankung

nahezu ausgerottet, da die Ernährung heute auch andere Getreidearten beinhaltet. In Mexiko, wo Mais weiterhin Hauptnahrungsmittel ist, wird dieser mit Kalkwasser behandelt, wodurch Niacin für den Körper nutzbar wird.
Die schlaffördernde und beruhigende Wirkung des Niacins kann durch eine ausgewogene Ernährung gut genutzt werden. Sie sollte aber nicht durch Megadosen gefördert werden, da sich Überdosierungen durch Kopfschmerzen, Hautjucken und Übelkeit bemerkbar machen. Auch allergische Reaktionen sind bei starken Überdosierungen beobachtet worden. Statt einer Überdosis aus der Tablettenschachtel können etwa Vollkornspaghetti mit Pilzsoße oder Vollkornbrot mit magerer Leberwurst auf natürliche Weise beim Einschlafen helfen.

### Pantothensäure – das Antistress-Vitamin

Vielleicht kennen Sie dieses Vitamin ja aus der Wundsalbe in Ihrer Hausapotheke. Als Teil des Koenzyms A ist es ein wichtiger Bestandteil des menschlichen Organismus, und besonders seine positive Wirkung als Hautvitamin wird schon lange genutzt. Neuerdings ist es in den USA aber auch als »Antistress-Vitamin« bekannt. Da es nämlich sowohl am Hormonhaushalt als auch an Stoffen beteiligt ist, die Nervenimpulse übermitteln, sorgt Pantothensäure für eine bessere Stressbewältigung. Pantothensäure ist folglich das Vitamin, das uns hilft, auch im Chaos den Überblick zu bewahren und emotionalem Druck standzuhalten.
Wir werden hauptsächlich über unseren Darm mit Pantothensäure versorgt. Dort kann sie von Mikroorganismen in der Darmflora hergestellt werden, außerdem wird sie dort

auch aus unserer Nahrung in die Blutbahn geleitet. Ist unsere Darmflora beispielsweise durch eine Antibiotikabehandlung oder durch sehr ballaststoffarme Ernährung stark geschädigt, so kann unsere Darmflora nur noch bedingt Pantothensäure produzieren und auch die Versorgung aus der Nahrung klappt nicht mehr so gut. Mangelerscheinungen treten auf.

Da ein Viertel unseres Pantothensäurebedarfs vom Gehirn benötigt wird, ist es nicht verwunderlich, dass sich eine Unterversorgung zuerst hier zeigt. Konzentrationsstörungen und Nervosität treten auf. Auch ständige Gereiztheit und Schlaflosigkeit sind zu beobachten, wenn uns dieses wichtige Antistressvitamin fehlt.

Spuren von Pantothensäure sind in fast allen Lebensmitteln enthalten. Eier, Leber, Forellen, Blumenkohl und Zuckermais sind besonders reich an diesem bedeutenden Nervenvitamin.

## Vitamin $B_6$ – wichtig bei Dauerüberlastung

Vitamin $B_6$ (chemisch: Pyridoxin) erhalten wir aus pflanzlichen und tierischen Lebensmitteln. Eine massive Unterversorgung mit diesem Vitamin ist daher selten und nur nach jahrelanger sehr einseitiger Ernährung zu beobachten. Der Bedarf an Vitamin $B_6$ steigt jedoch bei Frauen, die über lange Zeit die Antibabypille einnehmen, und auch bei Schwangeren deutlich an. Obendrein ist anhaltender körperlicher und geistiger Stress ein wahrer $B_6$-Räuber. Es verwundert daher nicht, dass Menschen im Dauerstress Vitamin $B_6$ nicht mehr ausreichend zur Verfügung steht und leichte Mangelsymptome auftreten.

Als Koenzym von über 50 Enzymsystemen ist Vitamin $B_6$ essenziell für die Aufnahme und den Transport der Aminosäuren. Da es außerdem bei der Weiterleitung von Informationen zwischen den Nervenzellen hilft, ist Vitamin $B_6$ wichtig für unser Denken und Fühlen. Fehlt Vitamin $B_6$, gerät der Tryptophan-Serotonin-Stoffwechsel durcheinander und die für unser Seelenleben so wichtigen »Glückshormone« können nicht entstehen. Bei Vitamin-$B_6$-Mangel können wir uns daher nicht richtig entspannen, wir sind schneller gereizt und verfallen in depressive Stimmungen. Auch Lustlosigkeit und Müdigkeit können psychische Folgen von zu wenig Vitamin $B_6$ sein.
Lammfleisch, Lachs, Vollkornnudeln, Weizenkeime und Hafer bringen uns Entspannung, sie sind reine »Vitamin-$B_6$-Bomben«. Durch Ernährung kann Vitamin $B_6$ nicht überdosiert werden, aber Vorsicht bei Megadosen in Tablettenform. Sie sollten nur unter ärztlicher Aufsicht genommen werden, da es bei einer Menge von über 2000 mg täglich zu Ablagerungen im Gewebe kommen kann.

## Biotin – Nervenvitamin nach Antibiotikaeinnahme

Biotin ist als Koenzym bei der Synthese von Fetten und Kohlenhydraten unentbehrlich. Bekannt ist Biotin vor allem als Vitamin für schöne Haut, Haare und Fingernägel. Aber auch für unseren Elan und unsere geistige Flexibilität ist Biotin mitverantwortlich.
In vielen unserer täglichen Lebensmittel steckt Biotin. Außerdem wird ein wesentlicher Teil unseres Bedarfs von den Mikroorganismen in unserem Darm hergestellt. In der Regel sind wir also gut mit Biotin versorgt. Ist unsere

Darmflora jedoch angegriffen oder zerstört, so ist es möglich, dass wir nicht ausreichend mit Biotin versorgt werden. Eine lang anhaltende Antibiotikatherapie oder der Missbrauch von Abführmitteln kann für eine solche gestörte Darmflora verantwortlich sein. Fehlt Biotin, sind die ersten psychischen Anzeichen Erschöpfungszustände mit depressiven Verstimmungen. Körperlich äußert sich der Mangel in Haarausfall.

Reichlich enthalten ist Biotin in Lammfleisch, Haferflocken, Möhren und Erdnüssen. Rohe Eier dagegen enthalten das Antivitamin Avidin, das Biotin biologisch unwirksam macht. Rohe Eier, bzw. Mayonnaise und Desserts aus rohen Eiern, sollten daher nicht allzu oft auf dem Speiseplan stehen.

## Folsäure – für die geistige Vitalität

Folsäure ist zusammen mit Vitamin $B_{12}$ ein wichtiger Enzymbestandteil für die Blutbildung. Besonders wichtig ist Folsäure während der Schwangerschaft und Stillzeit, aber auch wenn wir unter erhöhtem Stress leiden, brauchen wir mehr Folsäure. Neben der wichtigen Funktion der Folsäure für ein gesundes Blutbild wirkt Folsäure auch auf unsere psychische Verfassung. Sie hellt unsere Stimmung auf, macht uns widerstandsfähig gegen Stress und erhält uns unsere geistige Spannkraft und Vitalität. Sie ist der »Jungbrunnen für unseren Geist«. Auf unseren Tisch kommt Folsäure vor allem in Form von frischen Salaten (Feldsalat und Endivien sind besonders folsäurereich) und frischem Obst (Kirschen, Mangos und Orangen haben viel Folsäure in sich). Auch Vollkornknäckebrot und Innereien, insbesondere Leber, enthalten viel von diesem Vitalstoff.

Da Folsäure sehr hitzeempfindlich ist und keine langen Koch- und Warmhaltezeiten verträgt, liefert Kantinenessen, das unter Umständen über Stunden warm gehalten wird, kaum Folsäure. Frisches Obst und frischer Salat sind dagegen ideale Folsäurelieferanten und damit der Geheimtipp für geistige Vitalität. Sie geben uns den richtigen Kick für einen aufgeweckten Tag. Doch Vorsicht vor Megadosen in Tablettenform, sie stören unseren Schlaf und unser Gemüt.

## Vitamin $B_{12}$ – gegen Scheinsenilität

Vitamin $B_{12}$ (chemisch: Cobalamin) bildet unser Blut und hilft unseren Nerven, Signale zu übertragen. Da es das einzige wasserlösliche Vitamin ist, das in nennenswerten Mengen in unserer Leber gespeichert wird, geraten nur sehr wenige Menschen in einen messbaren Mangel. Langjährige strenge veganische Kost (ohne jegliche Tierprodukte) oder streng veganische Kost bei Kindern kann psychisch jedoch Schwächezustände und Gedächtnisverlust hervorrufen, die auf eine Vitamin-$B_{12}$-Unterversorgung schließen lassen. Auch Magen-Darm-Operationen und Arzneimittel können unseren Vitamin-$B_{12}$-Spiegel senken.

Besonders für ältere Menschen scheint Vitamin $B_{12}$ das Vitamin für Nervenkraft zu sein. Ärzte und Psychiater in Kanada und den USA glauben sogar, dass durch eine Kombination von Vitamin-$B_{12}$- und Folsäuremangel Scheinsenilität ausgelöst wird. Gestützt wird diese These durch folgende Beobachtungen: Trifft ein nicht messbarer Vitamin-$B_{12}$-Mangel mit einem Folsäuremangel zusammen, so

treten Symptome wie Verwirrtheit, Vergesslichkeit und anhaltende Niedergeschlagenheit auf, die bei ausreichender Versorgung mit beiden Vitaminen wieder verschwinden.
Da Vitamin $B_{12}$ nur von Mikroorganismen gebildet werden kann, erhalten wir es fast ausschließlich von tierischen Lebensmitteln wie Fleisch, Fisch, Eiern, Milch und Käse. Mit Mikroorganismen versetztes Sauerkraut oder Bierhefe sind die einzigen pflanzlichen Lebensmittel, die Spuren von Vitamin $B_{12}$ enthalten.

## Vitamin C – der Muntermacher aus der Natur

Fast jeder hat schon einmal von Vitamin C oder Ascorbinsäure gehört, viele haben es schon als Saft oder Tablette eingenommen. Dieses wohl bekannteste Vitamin ist wie die Vitamine der B-Gruppe wasserlöslich und kann vom menschlichen Organismus nicht synthetisiert werden. Auch eine Speicherung des Vitamin C im sogenannten »Vitamin-C-Pool« unseres Organismus ist nur sehr begrenzt möglich. Da aber unser Körper auf Vitamin C angewiesen ist, sollte uns unsere Nahrung *täglich* mit Vitamin C versorgen. In unserem Stoffwechsel hat Vitamin C wichtige Funktionen. Wir wissen heute alle, dass es unsere Widerstandskraft steigert, aber auch für die Wundheilung, die Knochenhärtung und das Bindegewebe ist Vitamin C essenziell. Weniger bekannt ist die überragende Bedeutung von Vitamin C für unsere geistige Fitness und unser psychisches Wohlbefinden.
Wann waren Sie das letzte Mal euphorisch? Vielleicht fehlt Ihnen Vitamin C! Vitamin C sorgt nämlich nicht nur für die Stabilisierung unserer Psyche, sondern auch für die Produk-

tion unserer »Glückshormone«. Außerdem ist es diesem »Glücksvitamin« zu verdanken, dass wir unsere Freude auch körperlich ausdrücken können. Damit die Euphoriesignale aus dem Gehirn unseren Körper auch erreichen, benötigen wir nämlich Vitamin C. Erst das Vitamin C macht uns freudestrahlend und lässt uns »vor Glück an die Decke springen«.

Eine weitere psycherelevante Aufgabe übernimmt das Vitamin C im Eisenstoffwechsel, der ohne Vitamin C nicht denkbar wäre. Im Zusammenhang mit Eisen ist Vitamin C der Garant für unsere Munterkeit und unsere geistige Frische. Nur wenn unserem Körper genügend Vitamin C zur Verfügung steht, fühlen wir uns ausgeschlafen und geistig wach, erst dann haben wir den Eindruck, unsere körperlichen und geistigen Fähigkeiten voll nutzen zu können.

Wir alle kennen die Folgen einer leichten Vitamin-C-Unterversorgung: die »Frühjahrsmüdigkeit«. Wir fühlen uns schlapp und reizbar, sind ständig müde und geistig träge. Unserem Körper fehlt Vitamin C. Da im Winter frisches Obst und Gemüse Mangelware sind, nehmen wir deutlich geringere Mengen an Vitamin C auf als zum Beispiel im Sommer und Herbst, wo Obst, Salate und Gemüse sehr viel häufiger und sehr viel frischer auf unserem Speiseplan erscheinen. Da Vitamin C überaus empfindlich gegen lange Lagerung ist, nützen uns auch beliebte Winterobstsorten wie Orangen oder Mandarinen wenig, da sie oft wochenlange Transportwege hinter sich haben. Im zeitigen Frühjahr sind dann auch unsere letzten Vitamin-C-Reserven verbraucht, und wir fühlen uns erschöpft und müde.

Bereits Anfang des 19. Jahrhunderts erkannte man den Zusammenhang zwischen frischem Obst und Gemüse und

Schlaffheit und Müdigkeit. Aufzeichnungen über Skorbut aus dieser Zeit beschreiben, dass Schwäche und Unkonzentriertheit, verringerte geistige Leistungsfähigkeit und Reizbarkeit zu den ersten Krankheitsanzeichen gehören. Diese typische Seefahrerkrankheit verlor erst ihre Schrecken, nachdem Sauerkraut und Kartoffeln zur Verpflegung der Mannschaft gehörten. Beide Lebensmittel erhalten sich trotz langer Lagerung und Transport einen relativ hohen Vitamin-C-Gehalt. Auch heute noch gilt die Kartoffel in Mitteleuropa als Vitamin-C-Lieferant Nr. 1. Wichtig ist dabei jedoch, die Kartoffeln in der Schale zu kochen, da sie so 50% Vitamin C mehr enthalten, als wenn sie vor dem Kochen geschält werden. Auch Waschen verringert übrigens das Vitamin C. Brausen Sie also Erdbeeren und Johannisbeeren nur kurz ab, bevor Sie die Beeren genießen.

Als besondere Vitamin-C-Räuber gelten Nikotin und Alkohol; so benötigen Raucher 30% mehr Vitamin C als Nichtraucher, um ihren Organismus optimal zu versorgen. Einen besonders hohen Bedarf an diesem wichtigen Wachmachervitamin haben auch Schwangere und stillende Mütter; sie können gar nicht zu viel Obst und Gemüse essen. Besonders reichhaltig sind Beerenobst und frische Zitrusfrüchte, Kartoffeln, Paprika, Blumenkohl und Broccoli, Fenchel und Sauerkraut.

Da Vitamin C über den Urin ausgeschieden wird, sind Überdosierungen sehr selten und über die Ernährung nicht möglich. Bei hundertfacher Tagesdosis, durch Überdosierung von Tabletten und Pillen etwa, können jedoch Harnsteine entstehen und Durchfälle auftreten.

Außerdem kann sich unser Körper an hohe Dosen von Vitamin C gewöhnen, wenn sie über einen langen Zeitraum eingenommen werden. Die tägliche Vitamin-C-Tablette, über Jahre eingenommen, nützt daher nur wenig, und Mangelerscheinungen können dann bereits auftreten, wenn die Tabletten abgesetzt werden.

Frisches Obst und rohes Gemüse, knackige Salate und leckere Pellkartoffeln sind dagegen risikolose »Glücksbringer«, sie halten unseren Geist munter, und wir sind wach und leistungsfähig. Mit einem Wort: Mit genügend Vitamin C fühlen wir uns »wohl«. Es ist daher nicht übertrieben, zu sagen: Enthalten unsere Mahlzeiten genügend Vitamin C, so essen wir gute Laune.

## Fettlösliche Vitamine – erhalten unsere Vitalität

Genau wie die wasserlöslichen Vitamine der B-Gruppe und Vitamin C sorgen die fettlöslichen Vitamine A, D, E und K (Merkregel: ED(E)KA) für einen reibungslosen Stoffwechsel. Eine wichtige Aufgabe übernehmen sie im Zellschutz, im Knochenbau und in der Wundheilung. Im seelischen Bereich zählen eine pessimistische Grundhaltung und Antriebslosigkeit zu den Mangelerscheinungen. Im Gegensatz zu den wasserlöslichen Vitaminen können sie jedoch in unserer Leber und in unserem Fettgewebe längere Zeit gespeichert werden; dadurch ist unser Organismus fähig, tägliche oder jahreszeitliche Schwankungen auszugleichen. Vorsicht also auch bei Selbstmedikation! Reichern sich, durch Überdosierung, zu viele fettlösliche Vitamine in der Leber und im Fettgewebe an, können erhebliche gesundheitliche Schäden entstehen.

## Vitamin A – schützt unsere Zellen vor dem Alter

Vitamin A ist eine Sammelbezeichnung für mehrere Gruppen fettlöslicher Stoffe, die ähnliche Wirkungen auf unseren Stoffwechsel haben. In tierischen Lebensmitteln hat Retinol, in den pflanzlichen Lebensmitteln hat Provitamin A, das vor allem in roten und gelben Obst- und Gemüsesorten vorkommt, die größte Bedeutung. Die Hauptaufgaben von Vitamin A sind in der Sehfähigkeit der Augen, im Schutz des Zellgewebes und in der Bildung der Knochenzellen zu sehen.

Solange wir genügend Vitamin A haben, sind unsere Zellwände gut ausgepolstert, und wir fühlen uns gesund und leistungsfähig. Ist unser Zellgewebe jedoch mit Vitamin A unterversorgt, so werden unsere Zellen angreifbar durch freie Radikale und altern schneller. Wir fühlen uns daher bei Vitamin-A-Mangel müde und »älter«. Erblindung in Folge von Vitamin-A-Mangel ist in unseren modernen Industriestaaten kein Thema mehr, in den Entwicklungsländern dagegen erblinden etwa 350 000 Kinder jährlich aufgrund einer Vitamin-A-Unterversorgung.

In Leber und Lebertran steckt besonders viel Vitamin A. Aprikosen, Tomaten, Paprika und Karotten sind besonders reich an der Vitamin-A-Vorstufe Provitamin A bzw. Carotin. Auch einige Fruchtexoten wie Mango und Honigmelone gehören zu den Provitamin-A-Spitzenreitern.

Besonders gut wird Provitamin A von unserem Körper aufgenommen, wenn das Gemüse zerkleinert oder püriert wird. Einige Tropfen Öl (vorzugsweise pflanzliche Öle mit einem hohen Anteil ungesättigter Fettsäuren, z. B. Distel- oder Olivenöl) im Tomaten- oder Karottensalat helfen bei der Ver-

stoffwechselung und werden so zum »Jungbrunnen für unsere Zellen«.
Da eine Überdosierung schwerwiegende Folgen haben kann, holen Sie sich das notwendige Vitamin lieber aus der Natur als aus der Tablettenschachtel, so können Sie sicher sein, die Vitalität Ihrer Zellen lange zu erhalten.

### Vitamin D – das Sonnenvitamin

Vitamin D kommt in nennenswerten Mengen nur im Lebertran vor. Als Vorstufe steckt es jedoch in fast allen Lebensmitteln; unsere Haut wandelt diese Vorstufe durch Sonneneinstrahlung in Vitamin D um. Ein Mangel an Vitamin D entsteht daher nur in der lichtarmen und trüben Jahreszeit. Depressive Verstimmungen, Pessimismus und Antriebslosigkeit im Winter sind nicht verwunderlich, solange uns das Licht des Lebens für die Vitaminsynthese fehlt. Auch Schichtarbeiter, die wenig dem Tageslicht ausgesetzt sind, kennen diese Symptome. Meist reicht bereits der regelmäßige Aufenthalt im Freien, um die Vitaminsynthese wieder anzuregen und so wieder besserer Stimmung zu werden.
Vor Eigenmedikation mit Vitamin D ist dringend abzuraten! Eine Überdosierung greift so gravierend in unseren Stoffwechsel ein, dass schwerwiegende Folgeerscheinungen auftreten können. Die einzige Ausnahme bildet die Rachitisprophylaxe bei Säuglingen im ersten Lebensjahr. Da Säuglinge noch kein Vitamin D bilden können, benötigen sie für einen gesunden Knochenwuchs täglich eine Vitamin-D-Tablette.

## Vitamin E – psychische Leistungssteigerung durch Megadosen ist nicht erwiesen

Der wichtigste Stoff der Vitamin-E-Gruppe, das Alpha-Tocopherol, ist bereits in kleinsten Dosen wirksam. Die elementarste Aufgabe dieses Vitamins besteht im Schutz unserer Körperzellen. So schützt es unseren Organismus zum Beispiel vor dem Angriff freier Radikale und die ungesättigten Fettsäuren in unserem Körper und in unserer Nahrung vor Oxidation. Aus diesem Grund wird es auch immer wieder als »Antikrebsvitamin« gehandelt und besonders werbetechnisch ausgeschlachtet. Doch bisher ist diese Hypothese leider ebenso wenig wissenschaftlich untermauert, wie die angebliche Wirkung von Vitamin E auf die Psyche. Die Behauptung, Vitamin E trage zur Leistungssteigerung und zur Steigerung der Lernfähigkeit bei, ist bis heute nicht bewiesen. Sicherlich kommt Vitamin E in unserem Organismus große Bedeutung zu, und ein Mangel würde körperliche und emotionale Probleme nach sich ziehen. Vor Megadosen von Vitamin E muss allerdings eingehend gewarnt werden, da Vitamin E sich im Körper anreichert und Hypervitaminosen mit erheblichen gesundheitlichen Folgen entstehen können. Eine gesunde Mischkost ist daher ein wesentlich zuverlässigerer Schutz vor Vitamin-E-Mangel als Pillen und Nahrungsergänzungsmittel.

Reich an Vitamin E sind zum Beispiel Sonnenblumenöl, Nüsse und Vollkornbrot. Auch Eier, mageres Fleisch und Müsli liefern dieses Vitamin, so dass ein Griff zur Tablettenschachtel nicht notwendig ist.

## Vitamin K – eine gesunde Darmflora schützt vor Mangel

Da Vitamin K von den Kolibakterien unseres Darmes synthetisiert werden kann, benötigt unser Stoffwechsel nur winzige Mengen dieses Vitamins, das vor allem für die Blutgerinnung von Bedeutung ist, aus der Nahrung. Ein Mangel entsteht nur dann, wenn unsere Darmflora durch Abführmittel, Antibiotika usw. im Ungleichgewicht ist.

Da bei Vitamin-K-Mangel die Blutgerinnung gestört ist, kann eine starke Blutungsneigung auf einen Mangel hinweisen. Außerdem fühlen wir uns bei Vitamin-K-Mangel schlapp und müde. Um einem Mangel vorzubeugen, ist eine gesunde Darmflora die beste Prophylaxe.

Neugeborene erhalten oft eine einmalige Vitamingabe, um Blutungen zu vermeiden. Stillen garantiert übrigens die beste Vitamin-K-Versorgung für Säuglinge, da Muttermilch zehnmal mehr Vitamin K enthält als beispielsweise Kuhmilch. Außerhalb der Säuglingsernährung sind hochwertige Speiseöle, Weizenkeime und Haferflocken Vitamin-K-Lieferanten. Diese Lebensmittel sind auch wegen weiterer Inhaltsstoffe gut gegen Müdigkeit und Abgeschlagenheit und halten uns geistig fit. Wie bei den anderen fettlöslichen Vitaminen ist auch bei Vitamin K von Megadosen abzuraten, da sie der Stoffwechsel nicht verarbeiten kann und sich das überschüssige Vitamin in der Leber und im Fettgewebe ansammelt.

## *Mineralstoffe und Spurenelemente*

Ebenso wichtig wie die Vitamine sind Mineralstoffe für den menschlichen Organismus. Sie sind als anorganischer Bestandteil unseres Körpers im Zellstoffwechsel für unseren Wasserhaushalt und für die Knochenbildung von essenzieller Bedeutung. Aber auch zur Stressbewältigung, für die Gehirnfunktion und die Nerventätigkeit sind Mineralstoffe unverzichtbar. Somit sind sie ein wichtiger Garant für unser psychisches Wohlbefinden und unser seelisches Gleichgewicht. Je nachdem, in welchen Mengen diese anorganischen Stoffe in unserem Körper vorkommen, und je nachdem, wie hoch unser täglicher Bedarf ist, unterscheidet man in der Literatur Mengen- und Spurenelemente.

### *Mineralstoffe*

Für die Mengenelemente in unserer Nahrung hat sich allgemein der Begriff »Mineralstoffe« durchgesetzt, so dass ich im Weiteren von Mineralstoffen sprechen werde. Zu diesen Mineralstoffen gehören Calcium, Phosphor, Magnesium, Natrium, Kalium und Chlor. Das gemeinsame Merkmal dieser anorganischen Substanzen ist, dass sie in relativ hoher Konzentration im menschlichen Körper vorhanden sind. Etwa 4–5% unseres Körpers bestehen aus Mineralstoffen, die ständig ausgetauscht werden, indem sie über unsere Haut oder den Darm ausgeschieden werden und durch Mineralstoffe aus unserer Nahrung ersetzt werden müssen. Das bedeutet, Mineralstoffe sind ein essenzieller Bestandteil unserer Ernährung.

Jeder Mineralstoff hat dabei seine ganz eigene Austauschrate, die je nach Alter, körperlicher Belastung oder Umweltbedingungen durchaus starken Schwankungen unterliegen kann. Für die Psyche relevante Mineralstoffe sind: Magnesium, Kalium, Calcium und in eingeschränktem Maße Phosphor.

## Magnesium – das Antistressmineral

Magnesium ist in den letzten Jahren, ebenso wie einige Vitamine, zum »Modevitalstoff« aufgestiegen. Insbesondere seine schützende Wirkung für das Herz wird in der Medizin sehr geschätzt. Auch Muskelkrämpfen und Arteriosklerose scheint Magnesium erfolgreich entgegenzuwirken. Neben diesen »physischen« Aufgaben ist Magnesium auch für unsere Seele unentbehrlich.

Magnesium hilft uns, den Belastungen des Alltags gewachsen zu sein. Als Gegenspieler der Stresshormone beruhigt es unsere Nerven und ist besonders zur Stressbewältigung unverzichtbar. Mangelt es unseren Nerven an Magnesium, so leiden wir an Konzentrationsschwäche, Schlafproblemen und Hyperaktivität, wir verlieren auch bei alltäglichen Problemen schneller die Nerven. Ein ganz deutlicher Zusammenhang scheint zwischen »Lärmstress« und dem Magnesiumspiegel in unserem Blut zu bestehen. Je schlechter wir mit Magnesium versorgt sind, umso mehr leiden wir unter Straßenlärm, Kindergeschrei und dem Krach aus der Nachbarwohnung. Erst ausreichend Magnesium hilft uns, in diesen Situationen ruhig Blut zu bewahren.

Supermärkte und Apotheken bieten eine fast unüberschaubare Palette von Magnesiumpräparaten an, die oft die empfohlene Tagesdosis weit überschreiten und zu Nebenwirkungen wie Übelkeit oder Durchfall führen können. Weit sinnvoller ist es, die Magnesiumquellen der Natur zu nutzen. Kartoffeln und Milch können uns täglich Magnesium liefern, außerdem sind Gemüse (zum Beispiel Kohlrabi und Spinat) und Obst (zum Beispiel Weintrauben und Himbeeren) reich an diesem wichtigen Mineral. Auch Vollkornprodukte tragen zu unserer täglichen Mineralstoffversorgung bei, während Auszugs- und Weißmehle praktisch kein Magnesium mehr enthalten. Stressgeplagte und Schwangere können ihre Ernährung mit magnesiumreichen Mineralwässern ergänzen und damit ihren erhöhten Bedarf decken.

## Kalium – der Gegenspieler des Magnesiums

Kalium ist ebenfalls am Zusammenspiel von Nerven und Muskeln beteiligt. Im Unterschied zu Magnesium ist Kalium aber nicht für die Entspannung, sondern für die Erregbarkeit unserer Muskeln zuständig. Ein Mangel führt also eher zu Schlaffheit und Müdigkeit. Körperliche Symptome eines Kaliummangels machen sich zuerst durch Darmträgheit bemerkbar. Paradoxerweise erhöhen Abführmittel die Kaliumausscheidung. Bei Abführmittelmissbrauch ist daher häufig ein Kaliummangel festzustellen, der die Darmträgheit noch fördert.

Reichlich Kalium finden wir in allen Früchten und Gemüsearten, besonders in Melonen, Feigen, Weintrauben, Kartoffeln und Tomaten, so dass ein ernährungsbedingter Mangel bei gesunden Menschen selten ist. Werden Gemüse und Obst stark küchentechnisch verarbeitet, so landet Kalium wie viele andere Mineralstoffe und Spurenelemente leider oft im Mülleimer oder im Ausguss. Durch Schälen, Waschen und Kochen in sehr viel Wasser kann leicht ein Großteil dieses Vitalstoffes verlorengehen; besser ist es daher, Äpfel mit der Schale zu essen, das Kochwasser von Gemüse mitzuverwenden oder Kartoffeln in der Schale zu kochen.

## Calcium – macht Nerven stark

Dass Calcium die Knochen stärkt, ist Ihnen sicher bekannt. Als elementarer Baustein des Skeletts und der Zähne ist es unentbehrlich für Heranwachsende und den Kampf gegen die Osteoporose. Weniger bekannt ist, dass Calcium auch für ein ausgeglichenes Nervenkostüm unersetzbar ist. Seine beruhigende Wirkung hilft beim Einschlafen und bei innerer Unruhe. Nicht selten ist der Grund für Nervosität, Schlaflosigkeit und Niedergeschlagenheit eine Unterversorgung mit Calcium.

Die besten Calciumquellen bieten uns Milch und Milchprodukte. Täglich Milch, Joghurt, Käse oder Quark garantiert unseren Nerven ausreichend Calcium und unserem Geist ausreichend Ruhe und Gelassenheit. Auch in grünem Gemüse (zum Beispiel Spinat, Lauch, grüne Oliven) und allen Nüssen finden wir das natürliche Beruhigungsmittel Calcium. Sojabohnen und Mandeln enthalten ebenfalls dieses nervenstärkende Mineral.

Wichtig für die Liebhaber schwarzen Tees: Schwarztee stört die Calciumaufnahme im Körper, trinken Sie bitte nur mäßige Mengen.

### Phosphate – schuld an hyperaktiven Kindern?

In den 70er Jahren entwickelte die Apothekerin Herta Hafner die Theorie, dass die Phosphate in unseren Lebensmitteln, insbesondere »künstliche Phosphatzusätze«, das sogenannte hyperkinetische Syndrom auslösen. Dieses Krankheitsbild, das überwiegend bei Kindern auftritt, äußert sich in Konzentrationsstörungen, übermäßiger innerer Unruhe und extremen Schlafstörungen. Mehrfache wissenschaftliche Untersuchungen konnten jedoch bis heute keinen direkten Zusammenhang zwischen Phosphaten in der Nahrung und dem Verhalten hyperaktiver Kinder feststellen. Allerdings fanden diese Analysen auch heraus, dass die meisten Zappelphilippe etwa doppelt so viel phosphathaltige Nahrungsmittel essen, wie von der Deutschen Gesellschaft für Ernährung (DGE) empfohlen wird. Dieser hohe Phosphatkonsum ist aus körperlicher und psychischer Sicht nicht wünschenswert. Da Phosphat als Gegenspieler des Calciums gilt, birgt eine Ernährung, die mehr aus Colagetränken und Wurstwaren besteht und weniger aus Milchprodukten und Gemüse, die Gefahr eines »künstlichen Calciummangels«. Zum einen fördert ein hoher Phosphatspiegel den Abbau von Calcium aus den Knochen, zum anderen verhindert das Phosphat den Transport des Calciums zu den Nerven. Osteoporose und Nervosität sind die Folge. Für die körperliche und geistige Entwicklung von Kindern und Jugendlichen sind zu viele phosphathaltige Fertigpizzas, Colagetränke und Würstchen daher riskant.

## *Spurenelemente – unsere Seele braucht Eisen, Zink, Selen und Jod zum Glücklichsein*

Spurenelemente sind anorganische Stoffe, die, im Gegensatz zu den Mineralstoffen, nur in winzigen Mengen, also in »Spuren«, in unserem Körper vorkommen. Alle in uns vorhandenen Spurenelemente würden zusammen nur etwa zehn Gramm ergeben. Man könnte also meinen, diese wenigen Gramm fielen kaum ins Gewicht. Doch trotz dieser geringen Menge sind einige Spurenelemente essenziell, ohne sie könnte unser Organismus nicht existieren. Zu ihnen gehören Chrom, Eisen, Fluor, Jod, Kobalt, Kupfer, Mangan, Molybdän, Nickel, Selen, Vanadium, Zink und Zinn. Bei anderen Spurenelementen sind wir uns über ihre Funktion in unserem Stoffwechsel noch nicht im Klaren, so beispielsweise Bor, Silber oder Titan. Einige der im Körper vorkommenden Spurenelemente sind sogar als toxisch anzusehen, wie etwa Arsen oder Quecksilber. Sie gelangen ungewollt durch verschiedenartige Umwelteinflüsse in unseren Organismus. Für unsere Psyche sind, nach dem heutigen Wissensstand, vor allem Eisen, Zink, Selen und Jod unverzichtbar.

### Eisen – macht Müde munter

Eisen ist das wohl populärste Spurenelement. Sicher denken auch Sie sofort an Blutarmut und blasse Gesichtsfarbe, und spätestens in der Schwangerschaft werden die meisten Frauen in der Bundesrepublik mit einem Eisenpräparat konfrontiert. Kein Wunder, ist Eisenmangel doch der am häu-

figsten diagnostizierte Mangelzustand sowohl in den Industrienationen als auch in den Entwicklungsländern.
Eisen übernimmt einige sehr bedeutende Aufgaben in unserem Organismus. Als Baustein des Blut- und Muskeleiweißes transportiert und speichert es Sauerstoff, als Baustein verschiedener Enzyme ist es außerdem lebensnotwendiger Helfer in vielen Stoffwechselvorgängen. Wir benötigen es außerdem für den Bau der wichtigen Botenstoffe in unserem Gehirn. Eisenmangel weist dadurch neben den körperlichen Symptomen, wie Blutarmut und Hautveränderungen, auch verhaltensrelevante Merkmale auf. Bereits ein geringer Mangel kann zu Dauermüdigkeit und Antriebslosigkeit führen.
Können Sie sich schlecht längere Zeit konzentrieren? Es könnte an einem Eisenmangel liegen. Schwerwiegende Anzeichen wie Schwindel und Kopfschmerzen sind allerdings erst bei einem klinischen Mangel zu beobachten.
Sowohl tierische als auch pflanzliche Lebensmittel enthalten den natürlichen Wachmacher Eisen. Rotes Muskelfleisch, Leber und Fisch sind besonders eisenreich. Zu den pflanzlichen Eisenlieferanten gehören Brot, Hülsenfrüchte, Pilze und Kohlgemüse ebenso wie Beerenobst und Nüsse. Wurstwaren haben übrigens – mit Ausnahme von Leberwurst – einen deutlich niedrigeren Eisengehalt als z. B. Erdbeeren, getrocknete Aprikosen oder Spinat.
Eine Besonderheit bei der Eisenresorption ist, dass tierisches Eisen besser in unserem Körper aufgenommen wird als pflanzliches. Durch eine Kombination von pflanzlichen und tierischen Lebensmitteln ist es außerdem möglich, das Eisen für unseren Organismus noch besser verfügbar zu machen. Da Vitamin C insbesondere bei der Verstoffwechselung

pflanzlichen Eisens hilft, ist es unentbehrlich für unseren Eisenhaushalt. Obwohl also viele Obst- und Gemüsesorten theoretisch schlechter verwertbares Eisen enthalten, aber ausgesprochen Vitamin-C-reich sind, leisten sie einen wertvollen Beitrag, damit wir uns fröhlich und ausgeruht fühlen.

## Zink – der Mobilmacher jeder Zelle

Als Bestandteil von mehr als 200 Enzymen ist Zink in jeder Zelle wichtig. Praktisch sämtliche Stoffwechselvorgänge scheinen in irgendeiner Weise zinkabhängig zu sein. So ist es nicht verwunderlich, dass sich Zinkmangel vielschichtig bemerkbar macht. Besonders auffallend sind Wachstumsverzögerungen bei Kindern und ein gestörter Geschmacks- und Geruchssinn. Da Zink auch für unsere Gehirnfunktion unersetzlich ist, gehören psychische Störungen ebenfalls zum Erscheinungsbild des Zinkmangels. Neben der Neigung zu psychischer Niedergeschlagenheit und Konzentrationsstörungen kann besonders eine auffallende Reizbarkeit ein signifikantes Anzeichen für Zinkmangel sein. Rindfleisch, Milch und Fisch sind die zuverlässigsten Zinkquellen. Da unsere Böden immer mehr an Zink verarmen, sind unsere Gemüse kaum noch zuverlässige Zinkquellen.

Kleiehaltiges, ungesäuertes Brot birgt die Gefahr eines »künstlichen« Zinkmangels, da das Phytin der Kleie die Aufnahme von Zink weitgehend verhindert. Im Vorderen Orient, wo in breiten Bevölkerungsschichten wenig Fleisch, aber viel Tanok (= ungesäuertes Brot) gegessen wird, sind Zinkmangelerscheinungen daher häufig anzutreffen. Werden diese

Brote mit Sauerteig gebacken, wird das Phytin weitgehend abgebaut und steht dem Zink nicht mehr im Weg; durch die Säuerung kann also einem Mangel vorgebeugt werden.

Eine buntgemischte Ernährung, die sowohl Fleisch und Gemüse als auch Milchprodukte enthält, ist in den westlichen Industrienationen der sicherste Garant, dass allen unseren Körperzellen ausreichend Zink zur Verfügung steht.

## Selen – verhindert Angstzustände

Selen, das bereits im 19. Jahrhundert entdeckt wurde, gilt heute als das wichtigste vor Krebs schützende Spurenelement. In unserem Gehirn wird es als ein wirkungsvolles Stimulans für unser Gemüt angesehen. Selen verhindert die Zerstörung von Gehirnzellen, vermindert depressive Stimmungen und vertreibt Angstzustände. In unserem Körper und in unserer Nahrung ist Selen an Eiweiß gebunden. Besonders in der Leber unterstützt Selen die Entgiftung unseres Körpers, zum Beispiel von Schwermetallen.
Selenreich sind vor allem Kohlsorten, beispielsweise Rotkohl, sowie Fisch und Meeresfrüchte. Gemüse kann sehr unterschiedliche Selengehalte aufweisen. Besonders problematisch für den Selengehalt unserer Gemüse sind nämlich die häufig sehr selenarmen Böden. Gemüse, das auf solchen Böden gewachsen ist, hat keine Möglichkeit, Selen anzureichern, was einen Selenmangel in weiten Teilen der Bevölkerung fördern kann. Mit Selentabletten sollten Sie sich trotzdem nicht selbst therapieren. Wird Selen überdosiert, kann es zu Folgeerscheinungen kommen, die meist mit Übelkeit

und Erbrechen beginnen und ernsthafte Schäden in unserem Organismus hervorrufen können.
Vorsicht, Selen ist nicht gleich Selen! Während »organisches« Selen essenziell ist und als solches in unseren Nahrungsmitteln vorkommt, sind »anorganische« Selenverbindungen hochgiftig.

## Jod – hält auch im Alter unseren Geist aktiv

Jod ist neben dem Eisen das kritische Spurenelement für die Menschen in der Bundesrepublik. Überwiegende Teile Deutschlands sind Jodmangelgebiete, nur die Gebiete an der See sind davon nicht betroffen. Da in den übrigen Bundesländern nur sehr wenig Jod im Boden vorhanden ist und damit die meisten Feldfrüchte praktisch kein Jod enthalten, können wir unseren Jodbedarf nur decken, indem wir ein- bis zweimal in der Woche Fisch essen. Genau hier liegt jedoch das Problem, Seefisch kommt nämlich in breiten Bevölkerungsschichten so gut wie nie auf den Tisch. Seit einiger Zeit versucht man daher, durch jodiertes Speisesalz die Versorgung der Bundesbürger zu verbessern. Mittlerweile enthalten viele Fertigprodukte Jodsalz und auch Metzger und Bäcker bieten jodsalzhaltige Wurstwaren bzw. jodhaltiges Brot an. Dadurch konnte inzwischen die Situation zwar verbessert werden, aber immer noch ist bei Kindern und bei älteren Menschen Jodmangel weit verbreitet.
Da Jod der wichtigste Bestandteil der Schilddrüsenhormone ist, sind die körperlichen Symptome eines Jodmangels in erster Linie hier zu finden. Der sogenannte Jodmangelkropf – eigentlich eine vergrößerte Schilddrüse – ist das bekannteste Merkmal, wenn unserem Organismus Jod fehlt.

Da die Schilddrüsenhormone aber auch unsere Gehirnfunktion beeinflussen, macht sich Jodmangel auch in unserer geistigen Aktivität bemerkbar. Leider übersehen auch Ärzte immer wieder dieses Mangelsymptom. Gerade bei älteren Menschen werden Vergreisung und die Abnahme intellektueller Fähigkeiten oft nicht mit Jodmangel in Verbindung gebracht. Auch melancholische Stimmungstiefs und Antriebslosigkeit werden oft nicht als Anzeichen einer unzureichenden Jodversorgung erkannt.
Neben dem Gebrauch von Jodsalz ist es vor allem der Seefisch, der wöchentlich auf unserem Speiseplan erscheinen sollte. Leckere Fischgerichte aus dem Meer bringen unseren Geist in Schwung, sie unterstützen unser Gedächtnis und machen uns aktiv. Sie sind es auch, die uns an langen Wintertagen vor Niedergeschlagenheit schützen können und bei Stress psychische Energie liefern. Es lohnt sich also wirklich, die althergebrachten Gewohnheiten zu ändern und Fisch und Meeresfrüchte regelmäßig zu genießen.

# Zusammenfassung

Eiweiß, Fett, Kohlenhydrate und auch Vitalstoffe stecken in unserer Nahrung, sie alle sind dafür verantwortlich, dass unser Körper funktioniert. Aber auch unsere Seele kann ohne sie nicht auskommen. Unsere Nahrung macht also nicht nur aus unserem Körper das, was er ist, sondern auch aus unserer Seele. Müdigkeit, trübe Stimmung, Gereiztheit, Konzentrationsschwäche und Antriebslosigkeit sind oft die Folgen einer unzureichenden Ernährung. Alle diese Symptome stehen unserem Gefühl des Glücklichseins im Weg. Erst wenn wir uns sowohl körperlich als auch geistig leistungsstark und aktiv fühlen, sind wir zufrieden und fühlen uns wohl. Mit der richtigen Nährstoffmischung kann unser Gehirn richtig arbeiten, halten unsere Nerven den Belastungen des Alltags stand und können wir Glück empfinden. Auf das Essen kommt es also an! Schaffen wir es, unsere Nahrung so zu kombinieren, dass sie sowohl beruhigende Kohlenhydrate als auch aktivierende Eiweiße enthält, dass nervenstärkende Fette ebenso vorhanden sind wie leistungssteigernde Vitalstoffe, so ist Essen immer auch eine Quelle psychischen und physischen Wohlbefindens. Unsere täglichen Mahlzeiten können so durchaus in der Lage sein, einen wichtigen Beitrag zu einem »ganzheitlichen« Glückszustand zu leisten, in dem Entspannendes ebenso seine Berechtigung hat wie Anregendes.

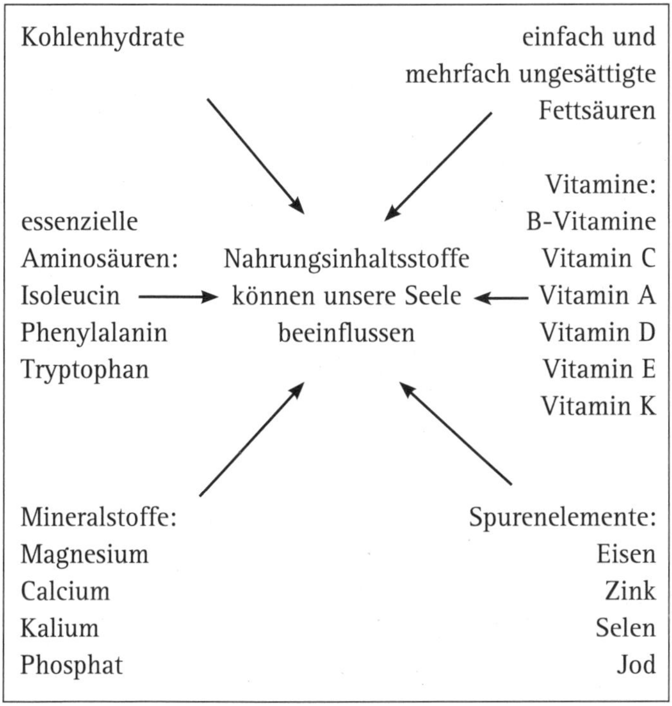


*Abb. 5: Nahrungsinhaltsstoffe können unsere Seele beeinflussen*

Es liegt allerdings an unserer eigenen Körperwahrnehmung, ob wir unsere Nahrung als »Glücksbringer« einsetzen können, wenn uns Mutlosigkeit zu überwältigen droht, wenn unser Stress unerträglich wird oder wir aus lauter Nervosität nicht schlafen können. Reagieren wir sensibel genug auf unseren Körper und sind wir bereit, Neues auszuprobieren und aus unseren Erfahrungen zu lernen, ist es durchaus möglich, durch die richtige Lebensmittelauswahl unsere Lebensqualität zu verbessern und uns wohler zu fühlen.

# Essen Sie sich glücklich

Bereits 1864 wusste Ludwig Feuerbach, dass »der Mensch ist, was er isst«. In seiner Abhandlung »Das Geheimnis des Opfers« legt er dar, dass Gott Gott ist, weil er Göttliches (Ambrosia) isst, der Mensch dagegen sterblich ist, weil er Sterbliches isst.

Unsterblich können Sie sich natürlich nicht essen. Auch schwere Depressionen, anhaltende körperliche und geistige Defizite und Essstörungen können Sie nicht selbst kurieren. Das sind Krankheitsbilder, die unbedingt in die Hand eines Fachmannes gehören. Auch bei der Einnahme von Medikamenten sollten Sie unbedingt Rücksprache mit Ihrem behandelnden Arzt oder Heilpraktiker halten. So kann beispielsweise nach einer Antibiotikabehandlung die Einnahme von Nahrungsergänzungsmitteln angezeigt sein, um Mangelerscheinungen, die durch eine beschädigte Darmflora entstehen können, entgegenzuwirken. Auch die Antibabypille greift, ähnlich wie eine Schwangerschaft, ganz entscheidend in den weiblichen Hormonhaushalt ein. Besonders bei einem langjährigen Gebrauch der Pille ist der Bedarf an Vitamin $B_6$, Folsäure, Vitamin C, Eisen und Jod erhöht. In der Regel aber können Sie Ihre Alltagsmahlzeiten so kombinieren, dass sich Ihr Körper und Ihre Seele so wohl wie möglich fühlen.

Dazu gehört die Gestaltung der Mahlzeiten ebenso wie ihre Zusammensetzung, und auch unsere generelle Einstellung zum Essen spielt hier eine nicht unbedeutende Rolle.

Im Anschluss finden Sie eine ganze Reihe von Tricks und Tipps, wie Sie in Ihrem Alltag Ihre Seele verwöhnen können, und mit Hilfe einer ausgewogenen Ernährung Ihre Psyche und Ihren Verstand in Hochform bringen, der Frühjahrsmüdigkeit entgehen und Gefühle der Niedergeschlagenheit gar nicht erst aufkommen lassen.

## Die Lust am Essen

Zunächst ein wichtiger Grundsatz, der als Leitfaden für unsere ganze Ernährung dienen kann: »Essen ist genauso Ursache von Lust wie auch von Frust.« Essen ist Genuss, ist Sinnesrausch und Ausdruck unserer Lebenslust. Essen bringt uns Aktivität und Wohlgefühl, es macht uns erst lebendig. Haben Sie also kein schlechtes Gewissen, wenn Sie essen, sondern tun Sie es mit Freude und Lust am Genuss – hören Sie dabei aber auf die Signale Ihres Körpers. Eine ganze Schachtel Pralinen, ein opulentes Sonntagsmenü oder ein schnell hinuntergeschlungener Hamburger bringt uns weder psychische Lebensfreude noch physisches Wohlbefinden. Haben Sie den Mut, den Signalen Ihres Körpers zu vertrauen, und Ihre Seele und Ihr Körper werden sich wohl fühlen. Sie brauchen nicht bei jedem Bissen Bratwurst mit Ihrem schlechten Gewissen zu kämpfen, Sie dürfen sie genießen, aber erkennen Sie die Wurst als die fette und kalorienhaltige Mahlzeit an, die Ihrem Körper nicht täglich guttut. Wer mit Sodbrennen und Völlegefühl kämpfen muss, wer unter Verdauungsproblemen

leidet und unter Magendrücken, der kann sich auch seelisch nicht wohl fühlen.
Glauben Sie dabei ruhig den Signalen Ihres Körpers. Eine der wichtigsten Regeln hierfür lautet: Essen Sie langsam, und lernen Sie wieder den Geschmack unserer Speisen kennen. Wenn Sie jeden Bissen bewusst genießen, werden Sie auch die Sattheitssignale wieder spüren und nicht zu viel essen. Denn nicht die Menge, sondern der Geschmack macht den Genuss und bringt uns Wohlgefühl.
Nehmen Sie sich also Zeit! Ihre Seele wird es Ihnen danken, wenn Sie sich ein Stückchen Schokolade bewusst auf der Zunge zergehen lassen. Ihre Geschmacksknospen werden jubilieren, wenn Sie sich von dem verführerischen Duft und dem süßen Geschmack verführen lassen. Schließen Sie ruhig die Augen und fühlen Sie den herrlichen Schmelz und den herbsüßen Nachgeschmack. Zehn Minuten kann so die Gaumenfreude eines einzigen Stückchens Schokolade dauern. Sie meinen, das ist übertrieben? Versuchen Sie es doch einmal. Sie werden sehen, ein mit solcher Hingabe verzehrtes Stückchen hellt Ihre Seele sehr viel mehr auf, als wenn Sie Schokolade »wie Brot essen«. Ein weiterer Vorteil dieser »Schokozeremonie« ist, dass bereits ein Stückchen ausreicht, um Ihren Süßhunger zu stillen. So schenkt Schokolade, statt schlechtem Gewissen, die wahre Sinnesfreude.
Auch das unbewusste Naschen vor dem Fernseher oder während des Surfens im Internet wird so schnell sinnlos, da Sie sich auf Ihre Schokolade ja konzentrieren wollen und jedes Stückchen als die Gaumenfreude würdigen möchten, die sie tatsächlich ist.

# Wo und mit wem

Essen Sie gerne allein? Wahrscheinlich nicht. Essen ist ein elementares Bedürfnis, das wir am liebsten in Gesellschaft genießen. Der »seelische« Nährwert einer jeden Mahlzeit steigt, wenn wir einen Tischnachbarn haben. Richten Sie es also so ein, dass Sie wenigstens eine Mahlzeit am Tag mit Freunden, Ihrer Familie oder netten Arbeitskollegen einnehmen. Sind Sie Single, so können Sie vielleicht einem Kochclub beitreten. Laden Sie sich häufig Freunde zum Kochen und Essen ein, oder gehen Sie gemeinsam zum Essen. Eine freundliche und entspannte Atmosphäre bringt uns nicht nur innere Ruhe und Zufriedenheit, sondern wir vertragen das Gegessene auch besser, da wir besser kauen und langsamer essen. Dazu gehört natürlich auch die äußere Umgebung. Kahle Kantinen, Imbissbuden an lauten Straßenecken oder der morgendliche Toast im Stehen stillen zwar unseren Hunger, lassen aber unsere seelischen Bedürfnisse vollkommen unbeachtet. Eine hübsche Kaffeetasse, lustige Servietten oder einige Blumen freuen unsere Sinne dagegen ebenso wie ein heller Essbereich oder geschmackvolle Bilder an Kantinenwänden.

Auch die Tischform ist übrigens nicht unbedeutend, wenn wir uns zum Essen niederlassen. Besteht Ihr Haushalt nur aus zwei Personen, so sind kleinere Tische gemütlich, trifft sich dagegen eine vielköpfige Familie mehrmals täglich am Esstisch, so können runde Tische sehr kommunikativ wirken und jeder am Tisch hat automatisch eine gleichrangige Stellung.

Die Atmosphäre bei Tisch ist nämlich gar nicht so unwichtig.

Oft finden Debatten über finanzielle Schwierigkeiten oder Schulprobleme während des Mittag- oder Abendessens statt und vergällen uns die Mahlzeit. In angespannter Atmosphäre essen wir oft hektisch oder uns vergeht der Appetit. Besonders Kinder erleben Streitgespräche während des Essens als sehr belastend und verknüpfen die Mahlzeiten schnell mit negativen Empfindungen. Verschieben Sie notwendige Diskussionen also entweder auf später oder klären Sie Unstimmigkeiten vor dem Essen, so dass die gemeinsame Mahlzeit dann in entspannter Atmosphäre stattfinden kann.
Noch ein Tipp, wenn Sie mit den Kalorien kämpfen und zum Daueressen neigen: Essen Sie nur an einem Platz in der Wohnung, beispielsweise nur am Tisch in der Küche. Es kostet zwar anfangs ein wenig Disziplin, aber es lohnt sich. Denn wenn Sie nur am Esstisch essen »dürfen«, fällt es Ihnen sehr viel leichter, auf die vielen kleinen Zwischenmahlzeiten zu verzichten, die während eines Stadtbummels, beim Fernsehen oder abends im Bett anfallen.

## Stressabbau ohne Kalorien

Nicht ganz einfach ist es, unseren Alltagsstress in den Griff zu bekommen, ohne dass er uns auf den Magen schlägt. Wie kann man Stressessen oder Stresshungern bekämpfen? Das Wichtigste ist, ganz ohne Frage, den Stress zu verringern. Sie sind nicht für alles verantwortlich, und Sie müssen nicht perfekt sein. Nun sind solche Vorsätze leichter gesagt als getan, und man kann nicht immer aus seiner Haut. Einfacher ist es, eigene Strategien zur Stressbewältigung zu finden. Vielleicht wollten Sie schon immer ein Modellflugzeug basteln, Klavierspielen lernen oder eine andere Sprache sprechen, oder Sie malen gerne und üben sich im Jazztanz. Alle diese Hobbys sind wirkungsvolle Betätigungen gegen den Alltagsstress. Nehmen Sie sich eine halbe bis eine Stunde am Tag Zeit, in der Sie sich nur selbst gehören und auf andere Gedanken kommen können. Machen Sie in dieser Zeit etwas, was sich von Ihrem Arbeitstag unterscheidet. Wie wäre es mit einem Spaziergang oder einer Partie Schach? Natürlich helfen auch Yogaübungen, autogenes Training und jede Art von Sport, dass der Stress uns nicht über den Kopf wächst. Haben Sie ihn so erst einmal im Griff, lassen auch Ihre »Gelüste« nach.

Gehören Sie zu den Stressessern, so hilft es auch, alle Snacks außer Reichweite zu lagern. Am besten Sie haben gar keine Stresssnacks zu Hause oder am Arbeitsplatz. Belohnen Sie sich dafür immer wieder mit einem Glas leckeren Fruchtsaft. Lassen Sie sich dabei jeden Schluck auf der Zunge zergehen und schlucken Sie erst, nachdem Sie bis zehn gezählt haben. Mit diesem kleinen Trick schaffen Sie es, dass alle Ihre Geschmacksnerven in den Genuss des Saftes kommen und das Trinken wie eine Entspannungsübung wirkt. Reiner Fruchtsaft hat außerdem den Vorteil, dass er Ihre Seele mit einer kleinen Menge glücksbringender Kohlenhydrate und einer großen Menge aktivierender Vitalstoffe versorgt. Bei Stress also weg von der Pralinenschachtel und ran an den Saft!

Wird der Süßhunger übermächtig, oder haben Sie den Eindruck, die Lust auf Schokolade nicht kontrollieren zu können, so hilft auch der Streichholzschachteltrick. Was wie ein

Zaubertrick klingt, ist eine prima Methode zur Selbstkontrolle:

Legen Sie sich eine Streichholzschachtel mit zehn Streichhölzern zurecht und tragen Sie diese ständig bei sich. Jedes Streichholz steht für einen Riegel Schokolade oder eine Praline usw. Jedes Mal, wenn der Süßhunger Sie überfällt, dürfen Sie ihm nachgeben, zünden Sie aber zuerst ein Streichholz aus der Schachtel an und lassen es abbrennen. Haben Sie es sich in der Zeit anders überlegt und verzichten Sie auf die Schokolade, dürfen Sie das Streichholz ersetzen. Möchten Sie Ihrer Lust nachgeben, dürfen Sie ruhig ein Stück naschen, haben dann aber ein Streichholz weniger in der Schachtel. Die Schachtel reicht für eine Woche, Sie haben also zehnmal Naschen frei.

»Leichtes« ist die Devise für Stresshungerer. Wenn Sie bei Stress nichts hinunterbekommen und Ihr Magen wie zugeschnürt ist, respektieren Sie das und kommen Sie Ihrem Körper mit kleinen, leicht verdaulichen Mahlzeiten entgegen. Nehmen Sie sich auch im größten Trubel zehn Minuten »Auszeit«. Setzen Sie sich beispielsweise in der Mittagspause in die Sonne, und essen Sie einen Joghurt mit Früchten oder ein Vollkornbrötchen mit Thunfischsalat. Auch eine Runde Joggen am Abend bringt Sie auf andere Gedanken, danach sind Sie sicher in der Lage, ein leichtes Abendessen zu sich zu nehmen. Gedünsteter Fisch oder ein Geflügelgericht ist hier genau das Richtige, auch Gemüsesuppe oder ein Früchteteller können ideale Seelentröster sein.

Haben Sie den Mut, auch bei einer kleinen Mahlzeit alle Sinne anzusprechen. Dabei ist nicht nur Ihr Magen wichtig, sondern auch Ihr Geist verdient eine Pause. Erst wenn Ihre Sinne entspannen, kann auch Ihr Körper ausspannen.

# Das Auge isst mit

So richtig zur Sinnesfreude wird das Essen, wenn außer dem Gaumen auch *Auge* und Nase mitessen dürfen. Nicht nur Kinder finden es toll, wenn ihr Wurstbrot mit einem großen Plätzchenausstecher in eine hübsche Form gebracht wird oder die Pizza Tomatenaugen und eine Broccolinase hat. Appetitlich angerichtete Salate oder buntes Gemüse lassen uns das Wasser im Munde zusammenlaufen, selbst wenn wir nur ihre Bilder im Kochbuch betrachten. Die Farben unserer Lebensmittel spielen dabei übrigens eine entscheidende Rolle. Der Anblick roter Tomaten macht uns aktiv und belebt uns. Rote Erdbeeren signalisieren uns Lebensfreude. Die rote Frucht ist also ein idealer Frühstücksbegleiter. Die Farbe Grün beruhigt uns dagegen. Broccoli, Gurke und Avocado lassen uns zur Ruhe kommen. Beginnen Sie Ihr Mittag- oder Abendessen ruhig mit einem grünen Salat, seine frische Farbe wird Sie entspannen. Gelbes bringt Ihnen die Sonne auf den Tisch. Mais, Kürbis, gelbe Zucchini, Aprikosen und Co. machen wach und aktiv. Gelb stärkt die Nerven und stimmt uns optimistisch. Lassen Sie sich also ruhig auf ein Farbenspiel der Genüsse ein, um Ihre Seele zu verwöhnen.

Ebenso wie das Auge, will auch unsere *Nase* verwöhnt werden. Verbannen Sie möglichst alle unangenehmen Gerüche aus Ihrer Küche, und geben Sie dem Duft frischer Kräuter und delikater Gewürze mehr Raum. Frischer Dill lässt zum Beispiel den Fischsud erst so richtig duften, der Zimt im warmen Apfelstrudel weckt unsere Vorfreude auf leckere Süßspeisen, und angebratene Zwiebeln sind verantwortlich für das würzige Aroma einer Gemüsesuppe. Speisen mit

intensivem oder stechendem Geruch lehnen viele Menschen dagegen ab. Kein Wunder also, dass zum Beispiel Kohlgemüse besonders vor feinen Kindernasen nicht bestehen kann. Sein intensiver Kochgeruch kann leicht abstoßend wirken. Gut hilft hier eine Messerspitze Natron im Kochwasser, das den Geruch bindet. Auch geriebene Zitronenschale oder Gewürzsträußchen, an der Decke aufgehängt, können aufdringliche Küchengerüche vertreiben.
Machen Sie aus Ihren Mahlzeiten ein Fest für die Sinne. Sie werden schnell merken, dass bei phantasievoll angerichteten Tellern auch schlechte Esser schwach werden und duftender Basilikum Gemüsemuffel zu Tomatenliebhabern macht.
Ein Genuss für die Sinne ist immer auch eine Freude für die Seele. Goethe beginnt sein »Tischlied« nicht umsonst mit dem Ausruf: »Mich ergreift, ich weiß nicht wie, himmlisches Behagen.«

## Was Hänschen nicht lernt …

Auch Kinder können dieses Behagen lernen, wenn bei der Ernährungserziehung nicht nur Tischmanieren (»Beim Essen spricht man nicht!«) und die reine Nährstoffaufnahme (»Iss, das ist gesund!«) im Vordergrund stehen. Nun muss natürlich nicht aus jeder Mahlzeit ein »Event« gemacht werden, aber wecken Sie die Freude am Essen. Die einfachste Methode, um bei Kindern Wohlgefühle entstehen zu lassen, sind gemeinsame Familienmahlzeiten. Nichts ist für Kinder trauriger, als wenn sie allein am Tisch sitzen müssen.

Gemeinsames Essen vermittelt ein Zusammengehörigkeitsgefühl, das besonders die Kleinen genießen.
Die Erziehung zu Tischmanieren fällt leichter, wenn auch Sie ab und zu zusammen mit Ihren Kindern mit den Fingern essen und ein andermal dann den Tisch besonders fein decken und in nobler Kleidung das Essen im feinen Restaurant »spielen«. Die Kinder werden an beiden Tischsitten Spaß haben.
Kochen und Einkaufen ist Familiensache und nicht nur die Aufgabe der Mutter. Machen Sie sich in Essenssachen Ihre Kinder zu Verbündeten. Die Mithilfe in der Küche weckt dabei genauso Lust am Essen wie die Mitbestimmung des Speiseplans. Überlassen Sie größeren Kindern ruhig ab und zu die Küche, sie können beim Selbsteinkaufen und Selbstkochen Selbständigkeit üben und werden auch Ihre tägliche Küchenarbeit mehr schätzen. Ganz sicher werden Sie von den phantasievollen Kreationen Ihres Nachwuchses überrascht sein!
Oft ist es besonders die Lebensmittelauswahl, die uns an der Ernährung unserer Kinder stört. Fastfood und Zuckerhaltiges stehen im Vordergrund, und viele Eltern verzweifeln an den einseitigen Essgewohnheiten ihrer Kinder. Die beste Lösung ist hier, einen Mittelweg zu finden. Pizza und Hamburger können ebenso fester Bestandteil des Speiseplans sein wie Gemüse und Fisch. Kleinere Kinder kann man gut mit einem Klecks Ketchup auf dem Gemüse oder mit ein bisschen Mayonnaise zum Fisch für »Gesundes« gewinnen.
Ein Tipp für Mütter oder Väter von Obstmuffeln: Verbinden Sie doch einmal klein geschnittenes Obst mit einem Löffel Honig oder Nussnugatcreme zum Dippen. Kinder, die eher auf Herzhaftes stehen, mögen oft auch Sauerrahm oder

Crème fraîche zu Banane oder Apfel. Auch Gemüse, als Fingerfood geschnitten, kommt gut an.
Ganz allgemein gilt: Bleiben Sie gelassen. Lassen Sie sich auf keinen Machtkampf mit Ihren Kindern ein, und gehen Sie mit gutem Beispiel voran. Machen Sie das Essen nicht zum Streitthema. Kein Kind muss alles gerne essen, aber es sollte eine gewisse Vielfalt bestehen. Mag Ihr Kind nur Äpfel, so ist das vollkommen in Ordnung, es muss nicht auch Bananen oder Birnen mögen. Auch bei Gemüse brauchen es anfangs nur ein oder zwei Sorten sein, vielleicht Karotten und Tomaten. Die Hauptsache ist, alle Lebensmittelgruppen sind täglich vertreten. Solange Sie die Vielfalt vorleben, werden Ihre Kinder nachziehen, denn Kinder und Jugendliche fühlen sich nicht gern als Außenseiter.
Wichtig sollte Ihnen allerdings sein, dass auch die Kids mehrmals täglich Obst und/oder Gemüse essen. Mischen Sie beispielsweise geriebenen Apfel unter die Cornflakes am Morgen oder belegen Sie das Brot am Abend mit Gurkenscheiben. Bananenbrot oder Erdbeerquark eignen sich toll als Pausensnack, auch Karotten oder Paprikastreifen bieten sich gut an. Bitte verpacken Sie diese kleinen Zwischenmahlzeiten so, dass sie auch nach zwei bis drei Stunden in der Schultasche noch appetitlich aussehen. Einige Tropfen Zitronensaft auf klein geschnittenes Obst verhindern beispielsweise das Braunwerden. Eine feste Box schützt Brot und Co. vor dem Zerdrücken und Zerbrechen.
Die Deutsche Gesellschaft für Ernährung (DGE) empfiehlt fünfmal täglich Obst und/oder Gemüse. So sind Ihre Kinder optimal mit Vital- und Ballaststoffen versorgt, die Körper und Geist fit halten und eine gesunde psychische und physische Entwicklung garantieren.

# Tischlein, deck dich – Wie bekommt man Glücksbringer auf den Tisch?

Jeden Tag »gut drauf sein« ist ein Muss unserer modernen Gesellschaft. Doch diese Forderung ist eine Utopie. Kein Mensch kann täglich der aktive Strahlemann sein, dem alles zufliegt, dem alles gelingt. Wir sind keine Hollywood-Helden. Aber wir müssen auch keine schwarzen Löcher erleben. Psychische Niedergeschlagenheit mit wochenlanger Trauermine oder Dauermüdigkeit mit Antriebslosigkeit und Konzentrationsstörungen müssen im Alltag nicht sein.

Geben Sie Ihrem Körper und Ihrer Seele die Chance, sich so wohl wie möglich zu fühlen. Dabei hilft die Freude am Essen genauso wie die richtige Lebensmittelauswahl. Verwenden Sie ein wenig Zeit auf Ihre Speiseplanung, und Sie lenken mit wenig Aufwand und vollkommen ohne Nebenwirkungen Körper und Geist in positive Bahnen. Trauen Sie es sich ruhig zu, auf Ihre Emotionen aktiv einzuwirken!

# Wenn die Nerven blank liegen

Nervosität begleitet unsere moderne Welt. Unsere Zeit ist schnelllebig und rastlos. Kein Wunder, dass auch jeder Einzelne von uns ständig unter Strom steht und wir oft den Eindruck haben, die Nerven sind bis zum Zerreißen gespannt.

Doch diese Nervosität kann man knacken: mit Nüssen. Nüsse sind »Nervennahrung«, sie enthalten viel *Vitamin* $B_1$, *Calcium* und *Tryptophan.* Zusammen mit *Magnesium* besänftigen sie auf ideale Weise unser Nervenkostüm. Sind Sie schon morgens ein Nervenbündel, so frühstücken Sie doch einmal einen Naturjoghurt mit Weizenkeimen, Bananen und Nüssen. In allen vier Lebensmitteln stecken beruhigende Inhaltsstoffe. Die Nervenstärker aus der Natur werden Ihnen gut über den Tag helfen.

# Wer richtig isst, braucht nicht Schäfchen zu zählen

Besonders in Zeiten, in denen wir uns überlastet und gestresst fühlen, leiden viele Menschen unter Schlafproblemen. Die Folgen sind am nächsten Morgen meist Übermüdung und noch mehr nervliche Anspannung.

Entspannung in den Abendstunden ist sehr wichtig, damit wir uns auch am nächsten Tag aktiv und belastbar fühlen können. Ihr Abendessen sollte darauf eingestellt sein. *Tryptophan, Vitamin* $B_1$*, Calcium* und *Magnesium* beruhigen unsere Nerven. Außerdem unterstützen *niacinhaltige* Lebensmittel wie Vollkornbrot, vegetarische Hefepasteten und Leberwurst unseren Schlaf. Am Abend dürfen es außerdem ruhig ein wenig mehr *Kohlenhydrate* sein. Sie helfen uns zu entspannen und fördern die Produktion unseres Glückshormons Serotonin. Künstliche Zuckeraustauschstoffe helfen uns übrigens nicht bei der Entspannung. Sie schmecken zwar süß und befriedigen so unsere Lust nach dem süßen Geschmack, fördern aber nicht den Tryptophantransport ins Gehirn. Dadurch locken Süßstoffe keine »Glückshormone«, und die Lust unserer Seele auf Süßes bleibt bestehen.

Besonders gut unterstützen dagegen alte Hausmittel, wie z. B. Honigmilch, unseren Schlaf. Sie enthalten beruhigendes Calcium, Magnesium und Tryptophan sowie besänftigende Kohlenhydrate. Auch eine Tasse Kakao oder *ein Stück* Bitterschokolade lassen Kinder und Erwachsene besser einschlafen.

Phosphat sollte das Abendessen dagegen nicht zu viel enthalten. Fertigpizza, koffeinhaltige Colagetränke oder phosphathaltige Wurstwaren putschen uns eher auf und machen uns nervös und zappelig. An einen erholsamen Schlaf ist danach nicht zu denken.

# Wenn uns der Stress fest im Griff hat

Dauerstress ist die häufigste Ursache aller Herz-Kreislauf-Erkrankungen. Sport, autogenes Training und bewusste Freizeitgestaltung sind gute Möglichkeiten, um unsere Nerven gegen Stress zu wappnen. Aber auch mit einer richtigen Ernährung können Sie Ihre Nerven stärken.
*Vitamin $B_1$, $B_6$* und *Pantothensäure* sind ideale »Stresskiller«. Vollkornbrot, Fisch und Eier helfen unseren Gehirnzellen, den Überblick zu bewahren und lassen unsere Nerven wie »Drahtseile« werden. Wohnen Sie in der Innenstadt oder an der Autobahn und macht der Straßenlärm Ihnen zu schaffen? Bauen Sie viel *Magnesium* in Ihren Speiseplan ein. Kartoffeln, Milch und Käse machen Sie resistent gegen diesen Stressfaktor. Genießen Sie auch immer wieder Trockenfrüchte, die ebenfalls viel Magnesium enthalten.
Ein nicht zu unterschätzender Stressfaktor unserer modernen Zeit ist die »Reizüberflutung« unserer Sinne. Augen und Ohren wird kaum eine Pause gegönnt. Kein Einkaufszentrum kommt mehr ohne Musikberieselung, Videowerbung und blinkende Reklametafeln aus. In den meisten Wohnungen läuft ständig ein Radio oder der Fernseher. Wir können diesem Überangebot an Reizen nicht immer ausweichen, unser Gehirn reagiert daher oft »genervt«. Wappnen Sie sich gegen diesen Sinnestaumel mit *glutamin- und isoleucinhaltigen* Speisen. Genießen Sie nach stressigen Tagen Meeresfrüchte oder Tofu. Auch Eierspeisen glätten unsere Nerven und machen uns stressresistenter.

# Antriebslosigkeit und Müdigkeit müssen nicht sein

Wer häufig keinen Antrieb hat, sich oft müde und ausgebrannt fühlt, dem fehlt die Kraft, sein Leben aktiv zu gestalten. In der Folge fühlen wir uns fremdgesteuert und unglücklich.
Essen Sie sich also fit. Mit *vitaminreichen* Lebensmitteln, *Eisen* und *Folsäure* wird es Ihnen gelingen, Ihren Geist in Schwung zu bringen. Auch die *Vitamine* $B_6$ und $B_{12}$ helfen gegen Müdigkeit und Konzentrationsschwäche.
Lassen Sie sich schon morgens »vom Hafer stechen« – und zwar im wahrsten Sinne des Wortes. Hafer enthält viel *Tyrosin*, eine Aminosäure, die unsere Gehirnzellen aktiviert, unseren Geist erfrischt und uns munter macht. Außerdem steckt in Hafer auch eine Menge Vitamin $B_6$, das die Produktion unserer Glückshormone ankurbelt.
Morgenmuffel aufgepasst: Ein Frühstück aus Haferflocken, Erdbeeren und Milch oder Joghurt ist ein unglaublicher Wachmacher. *Tyrosin, Vitamin K* und $B_6$ aus dem Hafer bringen unsere Nervenzellen in Schwung. *Folsäure, Vitamin C* und *A* sowie *Kalium* und *Eisen* stecken in den Erdbeeren und bringen uns Kraft für den ganzen Tag. Außerdem versorgt uns die Milch mit dem nötigen *Vitamin* $B_{12}$ für eine optimale Gehirnleistung.

# Sagen Sie seelischen Tiefs den Kampf an

Traurigkeit und Unglücklichsein gehören zu unserem Leben, und wir dürfen und müssen sie in bestimmten Situationen zulassen. Wir dürfen ihnen Ausdruck geben, denn sie sind ein Teil unserer Gefühle.

Werden diese Stimmungen aber zum Dauertief, verlieren wir unsere lebensbejahende Grundhaltung, so gerät unsere Seele in Not. Mutlosigkeit und Ängste dürfen uns nicht ständig im Griff haben. Besonders in den tristen Spätherbsttagen und im zeitigen Frühjahr, wo uns Sonne und Licht fehlen, müssen wir aktiv etwas für unsere Lebensfreude tun. Neben Bewegung an der frischen Luft, Hobbys und der Pflege zwischenmenschlicher Kontakte ist es auch unsere tägliche Ernährung, die unsere Stimmung steigen lässt.

Vor allem die Muntermacher aus der Natur bringen uns unsere gute Laune zurück. *Folsäure, Biotin, Zink, Selen* und *Vitamin C* sind die Stoffe, die unsere Stimmung heben. Endiviensalat (enthält viel Folsäure) mit Orangenstückchen oder Feldsalat mit Erdnüssen (sind biotinreich) erfrischen Körper und Seele und sind ideale Muntermacher. Auch ein Lammfleischeintopf (Biotin) mit Kartoffeln (Vitamin C) und Gemüse hellt an trüben Wintertagen unser Gemüt auf. Für die glücklich machenden Spurenelemente darf Fisch auf unserem Tisch nicht fehlen. Er versorgt uns mit *Zink, Selen* und *Jod* und vertreibt damit unser Seelentief. Zusammen mit Salat und einem Zitronen- oder Orangendressing ist er

der ideale Stimmungsmacher. Geben Sie Ihrer Lebensfreude mit frischem Salat, Gemüse und Obst, mit Fisch und Lammfleisch eine Chance!
Die folgende Tabelle gibt Ihnen einen Überblick über die bedeutendsten Psyche-Nährstoff-Zusammenhänge. Sie finden hier auch Lebensmittelbeispiele, in denen der jeweilige Nährstoff in besonders großer Menge vorhanden ist.

**Wo steckt was drin? Überblick über die wichtigsten Lebensmittel, die sich günstig auf unsere Stimmung auswirken können**

| | Nervosität | Schlafprobleme |
|---|---|---|
| Kohlenhydrate | | Honig, Bitterschokolade, Nudeln, Brot |
| einfach und mehrfach ungesättigte Fettsäuren | Olivenöl, Sonnenblumenöl, Fisch, Avocado | |
| Eiweiß | *Tryptophan:* Milch, Bananen, Nüsse | *Tryptophan:* Milch, Bananen, Nüsse |
| Vitamin C | | |
| Niacin | Fleisch, Hefe, Pilze, Vollkornprodukte | Fleisch, Hefe, Pilze, Vollkornprodukte |
| Vitamin $B_1$ | Nüsse, Weizenkeime, Vollkornprodukte | Nüsse, Weizenkeime, Vollkornprodukte |
| Vitamin $B_6$ | | |
| Vitamin $B_{12}$ | | |
| Pantothensäure | Eier, Leber, Forelle, Blumenkohl | |
| Folsäure | | |

| Stress | Antriebslosigkeit | Depressive Verstimmung |
|---|---|---|
| Honig, Bitterschokolade, Nudeln, Brot | | Honig, Bitterschokolade, Nudeln, Brot |
| Olivenöl, Sonnenblumenöl, Fisch, Avocado | | Olivenöl, Sonnenblumenöl, Fisch, Avocado |
| *Glutamin, Isoleucin:* Meeresfrüchte, Eier, Tofu | *Tryptophan:* Milch, Bananen, Nüsse | *Tyrosin, Phenylalanin:* Fisch, Käse, Eier, Milch |
| Kartoffeln, Salat, Obst, Gemüse | Kartoffeln, Salat, Obst, Gemüse | |
| | | |
| | Nüsse, Weizenkeime, Vollkornprodukte | |
| Lammfleisch, Lachs, Vollkornprodukte | Lammfleisch, Lachs, Vollkornprodukte | |
| | Fleisch, Fisch, Eier, Milch, Sauerkraut | |
| Eier, Leber, Forelle, Blumenkohl | | |
| | Salat, Obst, Vollkornknäckebrot | Salat, Obst, Vollkornknäckebrot |

| | Nervosität | Schlafprobleme |
|---|---|---|
| Biotin<br><br><br>Vitamin A | | |
| Vitamin K | | |
| Kalium | | |
| Magnesium | Milch, Kartoffeln | Milch, Kartoffeln |
| Calcium | Milch, grünes Gemüse | Milch, grünes Gemüse |
| Eisen | | |
| Jod | | |
| Zink | | |
| Selen | | |

# Tipps und Tricks für den täglichen Speiseplan

Das richtige Frühstück macht uns wach und aktiv. Ein aktivierendes Mittagessen bringt uns verlorene Energie zurück, ohne uns müde zu machen. Das Abendessen darf dagegen Ruhe und Entspannung bringen. Kleine Zwischenmahlzei-

| Stress | Antriebslosigkeit | Depressive Verstimmung |
|---|---|---|
| | | Lammfleisch, Haferflocken, Karotten, Erdnüsse |
| | rotes Obst, rotes Gemüse | |
| | Öl, Weizenkeime, Haferflocken | |
| | Obst, Gemüse | Obst, Gemüse |
| Milch, Kartoffeln | | |
| | Milch, grünes Gemüse | |
| | Fleisch, Fisch, Beerenobst, Nüsse | Fleisch, Fisch, Beerenobst, Nüsse |
| | Fisch, Meeresfrüchte | Fisch, Meeresfrüchte |
| Milch, Rindfleisch, Fisch | | Milch, Rindfleisch, Fisch |
| | Fisch, Rotkohl | Fisch, Rotkohl |

ten halten unseren Geist aktiv und schützen unsere Nervenzellen vor Müdigkeit und Überbelastung.
Das Gleichgewicht zwischen aktivierenden und beruhigenden Lebensmitteln hilft uns, unsere Seele im Gleichgewicht zu halten und uns gesund und aktiv zu fühlen.

## *Das Frühstück – Energie für den Tag*

Morgens brauchen wir ein Frühstück, das uns wach und munter macht. Damit wir aktiv in den Tag starten können, soll es Körper und Geist mit Vitalstoffen und Eiweiß für genügend geistige Energie und mit den richtigen Kohlenhydraten für körperliche Power versorgen. So bringt es unseren Tag in Schwung!

### Früchtemorgen

Für 1 Person:

- 1 Becher Dickmilch (ca. 120 g)
- 1 Banane/Orange/Apfel/Pfirsich
- 2 Esslöffel Haferflocken
- einige Tropfen Zitronensaft

Klein geschnittenes Obst mit einigen Tropfen Zitronensaft beträufeln. Obst und Haferflocken unterrühren.

*Eventuell: mit 1 Teelöffel Honig oder Birnendicksaft süßen.*

**Das steckt drin:** B-Vitamine, Calcium, Folsäure, Kohlenhydrate, Tyrosin, Vitamin A, Vitamin C, Vitamin K

## Nussfrühstück

Für 1 Person:

- 1 Vollkornbrötchen
- 1 Esslöffel Nussmus (Mandel, Haselnuss oder Erdnuss)
- 1 Esslöffel Quark

Das Vollkornbrötchen halbieren.
Quark und Nussmus verrühren und auf die beiden Brötchenhälften verteilen.
*Eventuell: mit 1 Teelöffel Honig oder Birnendicksaft süßen.*
**Das steckt drin:** Calcium, Eisen, essenzielle Fettsäuren, Kohlenhydrate, Magnesium, Tryptophan, Vitamin $B_1$ und $B_6$

## Beerenshake – ideal für Morgenmuffel

Für 1 Person:

- 125 ml fettarme Milch
- 100 g Erdbeeren/100 g Beerenmischung aus der Tiefkühltruhe
- 1 Esslöffel Ahornsirup

Frische Beeren kurz waschen und putzen, tiefgekühlte Beeren über Nacht auftauen lassen. In einem Mixer oder mit dem Pürierstab in einem hohen Gefäß pürieren. Milch und Ahornsirup dazugeben und auf der höchsten Stufe kurz durchmixen.
**Das steckt drin:** Calcium, Eisen, Eiweiß, Kohlenhydrate, Magnesium, Vitamin C

## *Zwischenmahlzeiten*

Zwischendurch brauchen wir kleine Energiepakete, die uns nicht müde machen. So bleiben wir frisch und leistungsfähig. Ideal helfen uns Obst und Gemüse über den »Energieknick« am Vormittag und Nachmittag hinweg. Sie liefern Energie und Vitalstoffe, ohne dass wir in ein »Blutzuckerloch« fallen. Ideale Pausensnacks sind reine Fruchtsäfte. Sie füllen ohne großen Zeitaufwand unsere Energiereserven auf und bringen Körper und Geist wieder in Schwung. Allgemein gilt: Achten Sie darauf, während des ganzen Tages ausreichend zu trinken. Mit zwei bis drei Litern Flüssigkeit täglich bringen Sie Ihren Stoffwechsel in Schwung und unterstützen die wichtige Arbeit Ihrer Nieren.

### Kirsch- oder Orangenquark

Für 1 Person:

- 2 Esslöffel Magerquark
- 1 Esslöffel Milch
- 1 Orange oder 100 g Kirschen frisch/tiefgefroren

Frische Kirschen kurz waschen und entstielen, tiefgefrorene Kirschen antauen lassen.
Orange schälen und in Spalten schneiden.
Quark und Milch mischen, Obst unterheben.
*Lässt sich gut vorbereiten und in einem fest verschließbaren Schälchen transportieren.*
**Das steckt drin:** Calcium, Eisen, Magnesium, Tyrosin, Vitamin C

## Vollkornknäckebrot mit Paprikafrischkäse

Für 1 Person:

- 1 Scheibe Vollkornknäckebrot
- 1 Esslöffel Frischkäse
- $^1/_2$ rote Paprikaschote

Paprikaschote waschen und entkernen, in Streifen schneiden. Knäckebrot mit Frischkäse bestreichen, Paprikastreifen darauf verteilen.
**Das steckt drin:** Calcium, Folsäure, Magnesium, Provitamin A, Vitamin $B_1$ und $B_6$, Vitamin C, Zink

## Karottenrohkost mit Orangendressing

Für 1 Person:

- 2 Karotten
- 1 Teelöffel Sonnenblumen- oder Olivenöl
- 2 Esslöffel Orangensaft
- Salz und Pfeffer

Karotten waschen, putzen und fein reiben.
Öl und Orangensaft zu einem Dressing vermischen, mit Salz und Pfeffer würzen und über die geriebenen Karotten geben.
*Variation: Statt 2 Karotten, 1 Karotte und $^1/_2$ Apfel reiben und mit dem Dressing übergießen.*
**Das steckt drin:** ungesättigte Fettsäuren, Folsäure, Kalium, Provitamin A, Vitamin C, Vitamin K

## Paprikasalat

Für 1 Person:

- Je $^1/_2$ rote, grüne, gelbe Paprikaschote
- 1 Teelöffel Olivenöl
- 1 Teelöffel Zitronensaft
- 2 Esslöffel Joghurt
- Salz, Pfeffer, einige Basilikumblätter

Die Paprikahälften waschen, entkernen und in feine Streifen schneiden.

Öl, Zitronensaft und Joghurt zu einem Dressing verrühren und mit Salz und Pfeffer abschmecken. Die Basilikumblätter kurz unter Wasser abbrausen, klein hacken und zusammen mit dem Dressing über die Paprikastreifen geben.

*Mit 1 hartgekochten Ei und 2 Scheiben Knäckebrot ist dieser Salat auch ein leckeres Abendessen.*

**Das steckt drin:** Calcium, essenzielle Fettsäuren, Magnesium, Vitamin C, Zink; mit Ei außerdem: Glutamin, Pantothensäure, Phenylalanin, Tyrosin, Vitamin $B_{12}$

## *Mittagessen*

Fühlen Sie sich nach einem deftigen Sauerbraten müde und ohne Energie, oder möchten Sie nach einem halben Hähnchen mit Pommes frites lieber in Ihr Bett als an Ihren Schreibtisch zurück? Diese Müdigkeit ist ganz normal. Vieles, was wir mittags essen, macht uns weder munterer, noch unterstützt es unsere Nervenkraft. Gerade mittags essen wir oft zu fett und zu schwer. Belebendes und Erfrischendes steht dagegen zu wenig auf unserem Speiseplan. Die Lösung sind Gemüse und Salate, kombiniert mit wenig tierischem Eiweiß und einigen kohlenhydratreichen Glücklichmachern.

Neben Fisch darf ruhig auch ab und zu etwas aus der Sojabohne auf unserem Tisch erscheinen. Tofu und Co. enthalten Niacin und Folsäure, was unsere Nerven stärkt, außerdem ist die Sojabohne lecithinreich. Auch die eiweißreichen Hülsenfrüchte, wie zum Beispiel Bohnen und Linsen, sollten häufiger zurück an unseren Mittagstisch, sie fördern unsere Denkleistung. Ihr Magnesium stärkt unser Nervenkostüm, und ihre Aminosäuren sind ideal für einen leistungsstarken Nachmittag. Wichtig für eine gehirnaktive Küche sind außerdem frische Kräuter. Sparen Sie nicht an Petersilie, Schnittlauch, Thymian, Basilikum und Oregano. Die ätherischen Öle dieser Gewürze helfen uns bei der Verdauung, und ihre sekundären Pflanzeninhaltsstoffe erfrischen und beleben unsere Sinne.

## Dressing für Wachmachersalate

Für 1 Kopfsalat:

- 3 Esslöffel Olivenöl
- 2 Esslöffel Zitronensaft
- 1 Teelöffel Honig
- 1 Teelöffel Meerrettich, ungeschwefelt aus dem Glas
- ½ Teelöffel Senf
- Kräutersalz
- frisch gemahlener Pfeffer

Zitronensaft und Öl mit einer Gabel vermengen. Honig, Meerrettich und Senf unterrühren, mit Salz und Pfeffer abschmecken.
Dieses Dressing passt zu allen Blattsalaten und bunten Salaten.

*Wintersalat:*
1 Orange filetieren und mit klein geschnittenem Endiviensalat vermischen, mit Dressing übergießen.

*Salat für starke Nerven:*
50 g ungesalzene, geschälte Erdnüsse in einer Pfanne ohne Fett anrösten, unter 200 g geputzten Feldsalat mischen und mit Dressing übergießen.

**Das steckt im Dressing:** essenzielle Fettsäuren, Kalium, Kohlenhydrate, Vitamin C

## Fischfilet mit Pellkartoffeln und Wurzelgemüse

Für 2 Personen:

- 300 g Seelachsfilet
- Saft von 1 Zitrone
- 2 Karotten, 1/2 Zwiebel, 1 Petersilienwurzel, 1 kleiner Bleichsellerie
- 1/2 l Gemüsebrühe
- 1 Teelöffel Sonnenblumenöl
- 2 große Pellkartoffeln

Gemüse kurz waschen, putzen und in kleine Würfel schneiden. Sonnenblumenöl in einem flachen Topf erhitzen und die Gemüsewürfel darin anbraten, anschließend mit der Gemüsebrühe aufgießen. Das Fischfilet in die kochende Brühe geben und zugedeckt 10 Minuten kochen. Nun den Fisch herausnehmen und das Gemüse zusammen mit dem Fischsud mit dem Pürierstab kurz anpürieren, mit Zitronensaft verfeinern und mit Petersilie abschmecken. Fisch und Gemüsepüree mit den Pellkartoffeln servieren.

**Das steckt drin:** Eisen, essenzielle Fettsäuren, Jod, Kohlenhydrate, Tryptophan, Tyrosin, Vitamin C

## Lammkotelett mit Gemüseratatouille

Für 2 Personen:

- 4 Lammkoteletts
- 1 kleine Zucchini, 2 Tomaten, je 1 rote und gelbe Paprikaschote
- 1 Knoblauchzehe
- 1 Esslöffel Olivenöl
- Thymian, Oregano, Salz, Pfeffer

Eine beschichtete Pfanne mit Olivenöl auspinseln und die Lammkoteletts auf jeder Seite ca. 6 Minuten braten. Währenddessen das Gemüse waschen, putzen und in Streifen schneiden. Koteletts aus der Pfanne nehmen, mit Salz und Pfeffer würzen und warm stellen. Das restliche Öl in die Pfanne geben, Gemüse und Knoblauch dazugeben und anbraten. Mit wenig Wasser aufgießen, mit Salz und Pfeffer abschmecken und aufkochen lassen, bis das Wasser verdampft ist. Das Gemüse kräftig mit den gehackten Kräutern würzen.
*Dazu passt: Vollkornbaguette oder Reis.*
**Das steckt drin:** Biotin, Calcium, Eisen, essenzielle Fettsäuren, Magnesium, Vitamin $B_6$, Zink

## Überbackener Blumenkohl mit Tofutalern

Für 2 Personen:

- 250 g Tofutaler (aus dem Reformhaus)
- 1 Kopf Blumenkohl
- $^1/_4$ l Gemüsebrühe
- 3 Esslöffel Milch
- 1 Ei
- 1 Esslöffel Sahne
- 100 g geriebener Emmentaler
- 1 Esslöffel geriebener Parmesan
- Muskatnuss, gerieben

Blumenkohl kurz waschen und in Röschen teilen. In wenig Gemüsebrühe »kernig weich« kochen. Währenddessen den Käse mit der Sahne, der Milch, dem Ei und Muskat vermischen. Die fast garen Blumenkohlröschen in eine flache, eingeölte Auflaufform geben und mit der Käse-Ei-Sahne übergießen. Im vorgeheizten Ofen bei 180 °C ca. 25 Minuten überbacken.
Unterdessen die Tofutaler in Paprikapulver wenden und in einer beschichteten, geölten Pfanne auf jeder Seite ca. 5 Minuten vorsichtig braten.
*Leckere Variante: Statt Blumenkohl eignet sich auch Chicorée.*
**Das steckt drin:** Calcium, Lecithin, Magnesium, Pantothensäure, Selen, Tryptophan, Zink

## Roter Gemüse-Linsen-Eintopf

Für 2 Personen:

- 125 g rote Linsen
- 1 l Gemüsebrühe
- 150 g Kartoffeln
- 1 gelbe Paprikaschote
- 1 gelbe Zucchini
- 2 Tomaten
- 2 Karotten
- 1 Zwiebel
- 1 Esslöffel Tomatenmark
- 1 Esslöffel Sonnenblumenöl
- 1 Teelöffel Paprikapulver

Die Kartoffeln schälen und in Würfel schneiden, auch das übrige Gemüse waschen, putzen und würfeln, die Tomaten überbrühen, häuten und vierteln (Stielansatz entfernen!). In einer beschichteten Pfanne das Öl erhitzen und die Zwiebel- und Kartoffelwürfel anbraten, das restliche Gemüse dazugeben und abgedeckt 5 Minuten bei geringer Hitze dünsten. Währenddessen die Linsen bei mittlerer Hitze ca. 15 Minuten kochen.

Anschließend das gesamte Gemüse zu den Linsen geben, abdecken und ca. 15 Minuten zusammen kochen lassen. Zuletzt mit Tomatenmark und Paprikapulver abschmecken.

*Fleischvariante: Ersetzen Sie die Kartoffeln durch 200 g Lammfleisch. Kochen Sie es zusammen mit den Linsen und schneiden Sie es erst kurz vor dem Servieren in Würfel, so bleibt es zart.*

**Das steckt drin:** Biotin, Eisen, essenzielle Aminosäuren, essenzielle Fettsäuren, Provitamin A, Vitamin C, Zink

**Hähnchenpfanne mit Ananas**

Für 2 Personen:

- 2 Hähnchenbrustfilets
- 2 Scheiben Ananas, ungezuckert aus der Dose
- 2 Esslöffel Ananassaft
- 2 Karotten
- 1 Stange Lauch
- 1 rote Paprikaschote
- 3 Esslöffel Sojasoße
- 1 Esslöffel Honig
- 1 Esslöffel Tomatenmark
- 1 Esslöffel Sonnenblumen- oder Sojaöl
- eventuell: 1 Esslöffel Erdnussmus

Das Gemüse putzen und in feine Streifen, Lauch in feine Ringe schneiden.

Ananasscheiben abtropfen lassen und achteln, dabei den Saft auffangen. Sojasoße, Honig, Tomatenmark, Ananassaft und Erdnussmus verrühren.

Die Hähnchenbrustfilets in Streifen schneiden und in einer Pfanne mit dem Öl ca. 10 Minuten braten, dabei einige Male wenden. Fleisch herausnehmen und Gemüse in die Pfanne geben, ca. 3 Minuten anbraten, mit der Soßenmischung aufgießen, Fleisch und Ananasstücke dazugeben und 10 Minuten abgedeckt dünsten.

*Dazu passt: Vollkornreis*

**Das steckt drin:** Biotin, Eisen, Kalium, Kohlenhydrate, Magnesium, Niacin, Tyrosin, Vitamin $B_1$, Vitamin $B_{12}$, Zink

## *Abendmahlzeiten*

Während des Tages möchten wir fit und ausgeschlafen sein, denn unser Körper und unser Geist müssen Leistung bringen. Abends dagegen dürfen wir uns entspannen. Wir möchten von der Hektik des Tages abschalten und Ruhe finden. Damit wir erholsam schlafen, ist es wichtig, dass wir unsere Sorgen hinter uns lassen und unseren Nerven Ruhe gönnen.

Kohlenhydrate und Magnesium helfen uns zu entspannen, Brot, Pasta und Kartoffeln sind daher tolle Lebensmittel für den Abend. Das ideale Gewürz für schlechte Schläfer ist Basilikum. Die Inhaltsstoffe des Basilikums beruhigen unsere Nerven und helfen uns zu entspannen.

## Weizenvollkornbrot mit Birne und Käse

Für 1 Person:

- 1 Scheibe Weizenvollkornbrot
- 1 Teelöffel mittelscharfer Senf
- 30g Blauschimmelkäse
- 1 Birne

Das Brot mit Senf bestreichen. Birne waschen und in Spalten schneiden. Käse in Scheiben schneiden. Das Brot abwechselnd mit Birne und Kase fächerförmig belegen.
**Das steckt drin:** Calcium, Magnesium, Kohlenhydrate, Tyrosin, Vitamin $B_1$

## Nuss-Bananen-Salat

Für 1 Person:

- 50g Mandeln
- 1 Banane
- 1 Teelöffel Ahornsirup
- 1 Teelöffel Zitronensaft
- 3 Esslöffel Quark

Quark, Zitronensaft und Ahornsirup verrühren. Mandelblättchen in einer ungefetteten Pfanne kurz anrösten. Banane in Scheiben schneiden, mit der Quarksoße übergießen und mit den gerösteten Mandeln überstreuen.
**Das steckt drin:** Magnesium, Kohlenhydrate, Tryptophan, Vitamin $B_1$

## Gegrilltes Tomatenbrot

Für 1 Person:

- 2 Scheiben Vollkorntoast
- 1 Knoblauchzehe
- 1 Esslöffel Olivenöl
- 2 Tomaten
- Kräutersalz
- einige Basilikumblätter

Den Vollkorntoast mit Öl bestreichen und die gepresste Knoblauchzehe darauf verteilen. Die Tomaten in Scheiben oder in Würfel schneiden und auf dem Toast verteilen. Mit Kräutersalz und gehackten Basilikumblättern bestreuen. Die so vorbereiteten Brotscheiben einige Minuten übergrillen.
*Variante: Der Tomatentoast schmeckt auch lecker, wenn man ihn außerdem vor dem Grillen mit einer Scheibe Mozzarella belegt.*
**Das steckt drin:** Calcium, Kohlenhydrate, Magnesium, Niacin, Vitamin $B_1$, Vitamin $B_6$, Vitamin C

## Vollkornpizza mit Meeresfrüchten

Für eine Springform:

- 250 g Vollkornweizenmehl
- $^1/_8$ l Wasser
- $^1/_2$ Päckchen Trockenhefe
- 300 g Meeresfrüchtemischung, tiefgefroren
- 1 Esslöffel Olivenöl
- 2 Tomaten
- 4 eingelegte Peperoni aus der Dose
- 10 Oliven
- 2 Esslöffel geriebener Emmentaler
- 1 Esslöffel geriebener Parmesan

Aus Mehl, Wasser und Trockenhefe einen mittelfesten Hefeteig herstellen und 1 Stunde an einem warmen Ort gehen lassen. Den gegangenen Hefeteig auf einer eingeölten Springform auswellen, dabei einen niedrigen Rand hochdrücken. Den Teigboden mit Öl einpinseln und mit den in Scheiben geschnittenen Tomaten belegen. Die angetauten Meeresfrüchte, Peperoni und Oliven darauf verteilen. Mit Salz, Pfeffer und Basilikum würzen und mit dem Käse bestreuen. Bei 200 °C ca. 25 Minuten backen.

**Das steckt drin:** Eisen, Isoleucin, Jod, Kohlenhydrate, Magnesium, Tryptophan, Vitamin $B_1$, Vitamin $B_6$, Zink

## Kartoffel-Pilz-Pfanne

Für 2 Personen:

- 3 Pellkartoffeln
- 250 g Austernpilze
- 1 Zwiebel
- 1 ½ Esslöffel Sonnenblumenöl
- 1 Bund Petersilie
- Salz, Pfeffer

Austernpilze putzen und in Streifen schneiden. Zwiebel schälen und würfeln. Das Öl in einer Pfanne erhitzen und Zwiebeln und Pilze ca. 3 Minuten anbraten. Die geschälten und in Viertel geschnittenen Pellkartoffeln zugeben und 5 Minuten mitbraten, dabei die Kartoffeln häufig wenden. Petersilie waschen, gut abtropfen lassen und fein hacken, über die Bratkartoffeln geben und noch kurz mitbraten. Mit Salz und frisch gemahlenem Pfeffer abschmecken.

**Das steckt drin:** essenzielle Fettsäuren, Kohlenhydrate, Magnesium, Niacin, Vitamin C

## Vollkornspaghetti mit Nuss-Sahne-Soße

Für 2 Personen:

- 200 g Vollkornspaghetti
- 100 g Walnüsse
- 100 g Haselnüsse
- 1 Becher Sahne
- 1 Esslöffel Olivenöl
- Salbeiblätter

Die Spaghetti in reichlich Salzwasser bissfest kochen, währenddessen die Nüsse hacken und in einer trockenen Pfanne rösten. Die Nüsse auskühlen lassen und unter die Sahne mischen. Die Salbeiblätter im Öl von beiden Seiten braten. Die garen Spaghetti abgießen und sofort unter die Sahne mischen, mit den Salbeiblättern belegen und mit reichlich frischem Pfeffer würzen.

*Dazu passt: Ein bunter Salatteller*

**Das steckt drin:** Calcium, Kohlenhydrate, Phenylalanin, Thiamin, Tryptophan, Tyrosin, Zink

# Schlussbemerkung

Essen ist nicht nur Ernährung, Essen ist ein entscheidender Faktor für unser Wohlbefinden. »Die Seele ernährt sich von dem, worüber sie sich freut«, soll der Kirchenvater Augustin einmal gesagt haben. Essen kann und darf eine Quelle dieser Freude sein. Damit ist weder Völlerei noch Esssucht gemeint, sondern die Freude an der Zubereitung, am Genuss, am Duft, am Aroma und an der Farbe unserer Speisen. Natürlich birgt nicht nur unsere Nahrung Zufriedenheit und Glück, sondern viele andere Alltäglichkeiten wie Bewegung, Musik, Kunst und Zwischenmenschliches. Sie lassen in uns Wohlgefühle entstehen, die unserem Körper und unserer Seele guttun. Unsere Ernährung darf ein Teil dieser Lebensfreude sein, wenn wir bereit sind, auf die Signale unseres Körpers zu hören und verstehen, dass Leib und Seele zusammengehören. Wird Essen allerdings zum alleinigen Ventil für unser Seelenleben, gehören wir zur steigenden Zahl der Frustesser, die mit schlechtem Gewissen zwischen »Diätkasteiung« und »Fressanfall« hin und her pendeln, so werden wir bald jede Freude am Essen verlieren. Damit Essen keine schlechte Laune macht, dürfen wir uns trauen zu genießen. Dabei zählt das Ambiente eines liebevoll gedeckten Tisches ebenso wie das appetitliche Aussehen der Gerichte und der köstliche Duft, der uns in die Nase steigt, bevor wir überhaupt zu Messer und Gabel greifen. Behalten Sie dabei jedoch das rechte Maß im Auge. Die Lust am Genuss ist der beste Verbündete im Kampf gegen Frustessen und überflüssige Pfunde. Wer nur dann isst, wenn er auch genießen kann, wird nicht zwischendurch naschen und unbewusst vor dem Fernseher mehr essen, als er eigentlich wollte.

Essen liefert uns die Stoffe zum Glücklichsein. Ein abwechslungsreicher Speiseplan in maßvollen Mengen genossen, garantiert uns körperliches Behagen und seelisches Wohlbefinden. Da geteilte Freude immer auch doppelte Freude ist, sind es gerade die Mahlzeiten, die unsere Sehnsucht nach sozialen Kontakten befriedigen. Essen bedeutet weit mehr als reine Nahrungsaufnahme, Essen heißt Gemeinschaft, heißt Kultur, heißt Religion, heißt Familie, heißt Ökonomie, heißt Nährstoffe, heißt Leben.

Dabei ist unsere Nahrung nicht nur Ursprung unserer körperlichen Kraft, sondern auch unserer geistigen Energie. Körperliches Wohlergehen ist die wichtigste Grundlage unserer Lebensfreude. Ist unser Körper mit allen lebenswichtigen Stoffen versorgt, so fühlen wir uns physisch und psychisch aktiv und ausgeglichen und haben die besten Voraussetzungen, den Anforderungen des Alltags zu begegnen.

# Anhang

## Literaturverzeichnis

American Psychiatric Association: Diagnostic and statistical manual of mental disorders. Washington DC, 1994, 1995

Bässler, K.-H. et al.: Vitamin Lexikon für Ärzte, Apotheker und Ernährungswissenschaftler. G. Fischer Verlag, Stuttgart, 1997

Bergmann, Karin: Der verunsicherte Verbraucher, Springer Verlag, Heidelberg, 2000

Brombach, Christine: Mahlzeit – Familienzeit? in: Ernährungsumschau 6, Juni 2001

Brüggemann, Ingrid: Essen & Psyche – aid Spezial. Auswertungs- und Informationsdienst für Ernährung, Landwirtschaft und Forsten, Bonn

Calatin, Anne (Hrsg.): Ernährung und Psyche. C. F. Müller Verlag, Heidelberg, 1995

Deutsche Gesellschaft für Ernährung (Hrsg.): Essen und Psyche. in: DGE Info 12, 2000

Deutsche Gesellschaft für Ernährung (Hrsg.): Süßkartoffel gegen Vitamin-A-Mangel. in: DGE Info 3, 2001

Deutsche Gesellschaft für Ernährung (Hrsg.): Verbrauch von Zucker und Schokoladenwaren. in: DGE Info 6, 2001

Dick, Ute: Die Vitaminfibel. Naumann & Göbel Verlagsgesellschaft, Köln, o. J.

Engeln, Henning: Wenn C und E Karriere machen. in: GEO – Wissen, Nahrung und Gesundheit Nr. 1, 1990

Faelten, Sharon: Gesund durch Vitamine. Pietsch Verlag, Stuttgart, 1983

Gniech, Gisela: Essen und Psyche. Springer Verlag, Berlin Heidelberg, 1995

Haaf, Günter: Die Zähmung der Zunge. in: GEO – Wissen, Nahrung und Gesundheit Nr. 1, 1990

Jahreis, G.: Lebensmittel – Mittel zum Leben. in: Ernährungsumschau 3, März 2001

Kasper, Heinrich: Ernährungsmedizin und Diätetik. Urban und Schwarzenberg, München, 1987

Ketz, Hans-Albrecht (Hrsg.): Grundriß der Ernährungslehre. Steinkopff Verlag, Darmstadt, 1990

Kofrányi, E.; Wirths, W.: Einführung in die Ernährungslehre. Umschau Verlag, Frankfurt am Main, 1987

Life Enhancement Magazin (Hrsg.): 5 – HTP, Hamburg, 1999

Lüth, Paul: Gesund durch Vitamin C. Econ Taschenbuch Verlag GmbH, Düsseldorf, 1986

Mehnert, Hellmut (Hrsg.): Stoffwechselkrankheiten. Thieme Verlag Stuttgart, 1990

Mensink, Gert et al.: Lebensmittelkonsum in Deutschland. in: Ernährungsumschau 9, September, 2000

Naumann und Göbel (Hrsg.): Kerngesund & Gertenschlank. Naumann & Göbel Verlagsgesellschaft, Köln, o. J.

Pollmer, Udo; Warmuth, Susanne: Lexikon der populären Ernährungsirrtümer. Eichborn Verlag AG, Frankfurt am Main, 2000

Pudel, Volker; Westenhöfer, Joachim: Ernährungspsychologie. Hogrefe-Verlag, Göttingen, 1998

Pudel, Volker: Lust am ungesunden Geschmack. in: Das Ärztemagazin Phoenix Ausgabe 3, 2000

Rau, Uta: Tips zur Ernährung hyperaktiver Kinder. VAK Verlags GmbH, Kirchzarten bei Freiburg, 1999

Schek, Alexandra: Anorexie, Bulimie und Adipositas Teil 1. in: Ernährungsumschau 3, März 2001

Schek, Alexandra: Anorexie, Bulimie und Adipositas Teil 2. in: Ernährungsumschau 3, April 2001

Schulz, C.; Lehnert, H.: Regulation der Nahrungsaufnahme. in: Biesalski et al.: Ernährungsmedizin, Thieme Verlag, Stuttgart, 1999

Silbernagl, Stefan; Despopoulos, Agamemnon: Taschenatlas der Physiologie. Georg Thieme Verlag, Stuttgart, 2001

Strunz, Ulrich: Forever young – Das Glückskochbuch. Gräfe und Unzer Verlag GmbH, München, 2000

Weltgesundheitsorganisation (Hrsg.): Internationale Klassifikation psychischer Störungen – ICD-10 Kapitel V(F). in: Klinisch-diagnostische Leitlinien, Hans Huber Verlag, Bern, 1993

Westenhöfer et al.: Das kollektive Diätverhalten deutscher Frauen als Risikofaktor für Eßstörungen. in: aktuelle Ernährungsmedizin, 32, 1987

# Stichwortverzeichnis

FOITZICK
www.foitzick-verlag.de

*wissen und heilen*

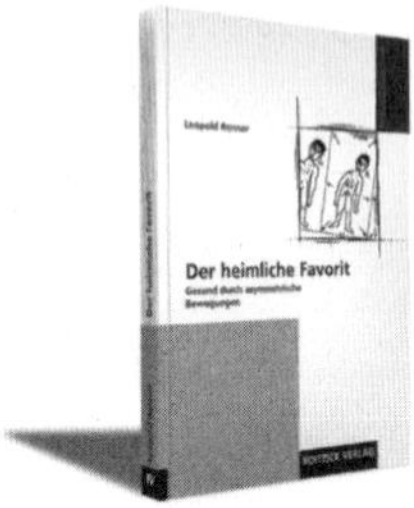


**Leopold Renner**

## Der heimliche Favorit

Gesund durch asymmetrische Bewegungen

2006, 352 Seiten, 175 Abb., Broschur
€ [D] 29,95 | CHF 50,90
ISBN 978-3-929338-31-7

Asymmetrien sind immer von Übel? Weit gefehlt: Das Buch erklärt, dass Asymmetrien zum gesunden Bewegungsapparat dazugehören – und welches Fehlverhalten krank macht. Daraus leitet der Autor ein in der Naturheilpraxis bewährtes, zu Hause durchführbares Therapieprogramm ab.

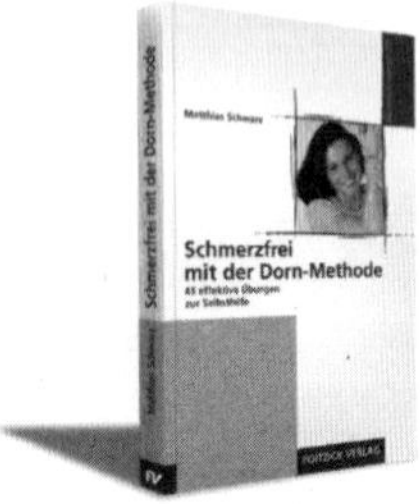


**Matthias Schwarz**

## Schmerzfrei mit der Dorn-Methode

45 effektive Übungen zur Selbsthilfe

2007, 188 S., 64 Fotos, 2-farbig, Broschur
€ [D] 19,95 | CHF 34,90
ISBN 978-3-929338-67-6

Sie wurden schon erfolgreich mit der Dorn-Methode behandelt? Dann kennen Sie das Problem, dass sich initiale Therapieerfolge wieder verflüchtigen. Damit räumt das Übungsbuch des Dorn-Experten Schwarz auf: Es zeigt Ihnen alle Dorn- und Muskelkräftigungsübungen, die Sie in Ihrer häuslichen Umgebung durchführen sollen, um den Therapieerfolg zu stabilisieren.